CONTRIBUTION A L'ÉTUDE

DES

ARTHROPATHIES SYPHILITIQUES

PAR

Jules VOISIN,

Docteur en médecine de la Faculté de Paris,
Ancien Interne en médecine et en chirurgie des hôpitaux de Paris,
Membre de la Société anatomique,
(Médaille de bronze de l'Assistance publique).

PARIS

V. ADRIEN DELAHAYE et Cᵉ, LIBRAIRES-EDITEURS

PLACE DE L'ÉCOLE-DE-MÉDECINE.

1875

CONTRIBUTION A L'ÉTUDE

ARTHROPATHIES SYPHILITIQUES

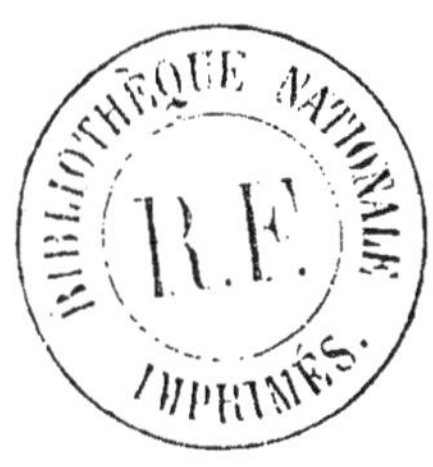

PAR

Jules VOISIN,

Docteur en médecine de la Faculté de Paris,
Ancien interne en médecine et en chirurgie des hôpitaux de Paris,
Membre de la Société anatomique,
(Médaille de bronze de l'Assistance publique).

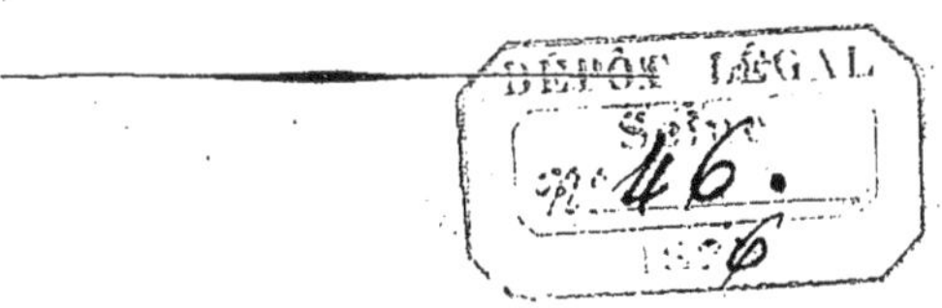

PARIS

V. ADRIEN DELAHAYE et Ce, LIBRAIRES-EDITEURS

PLACE DE L'ÉCOLE-DE-MÉDECINE.

1875

A MON FRÈRE LÉON VOISIN.

A MA FAMILLE

A MES AMIS

A M. LE Dr PELLASSY DES FAYOLES.

Gage d'un profond dévouement et d'une sincère
amitié,

A M. LE Dr OLLIVIER,

Professeur agrégé à la Faculté de médecine de Paris,
Médecin en chef de l'hospice d'Ivry.

Je n'oublierai jamais, cher Maître et ami, la bonté
et la sollicitude avec lesquelles vous avez guidé
mes premiers pas dans la carrière médicale à
Paris.

A MON PRÉSIDENT DE THÈSE

M. GOSSELIN,

Membre de l'Institut,
Professeur de clinique chirurgicale à la Faculté de Paris,
Chirurgien de l'hôpital de la Charité,
Président de l'Académie de médecine,
Commandeur de la Légion d'honneur.

Recevez, cher Maître, l'expression de mon respec-
tueux attachement et de ma vive gratitude pour
la bienveillance que vous n'avez cessé de me
témoigner.

A M. LE Dr WOILLEZ,

Membre de l'Académie de médecine,
Médecin de l'hôpital de la Charité,
Chevalier de la Légion d'honneur.
(Internat 1874.)

A M. TARDIEU,

Professeur à la Faculté de Médecine de Paris,
Membre de l'Académie de Médecine,
Médecin de l'Hôtel-Dieu,
Officier de la Légion d'honneur.
(Internat 1874.)

A M. LE Dr OULMONT,

Médecin de l'Hôtel-Dieu,
Officier de la Légion d'honneur.
(Internat 1873.)

A M. LE Dr MAURIAC,

Médecin de l'hôpital du Midi,
Chevalier de la Légion d'honneur.
(Internat 1872.)

A M. LE Dr ROGER,

Médecin honoraire de l'hôpital des Enfants,
Membre de l'Académie de médecine,
Officier de la Légion d'honneur,
(Externat 1870-71.)

A M. LE Dr PIDOUX,

Médecin honoraire de l'hôpital de la Charité
Membre de l'Académie de Médecine,
Officier de la Légion d'honneur.
(Externat 1869.)

A MM. LES Drs JULES JANIN ET JULES LEBÈLE,

Chirurgiens en chef de l'Hôtel-Dieu du Mans.

A MES AUTRES MAÎTRES DANS LES HÔPITAUX

AUDHOUI, CORNIL, DAMASCHINO, DELENS,
DUGUET, S. DUPLAY, A. FOURNIER, ISAM-
BERT, LANNELONGUE, PÉRIER.

CONTRIBUTION A L'ÉTUDE

DES

ARTHROPATHIES SYPHILITIQUES

HISTORIQUE.

Les arthropathies syphilitiques ne furent bien étudiées que dans ces derniers temps, quoiqu'elles fussent cependant déjà signalées par les auteurs du moyen âge et en particulier par Bernard Gordon (1), Michel Scotus (2), Philo Schoff (3), J. de Gaddesden (4). La lettre suivante, adressée en 1488 par Pierre Martyr (5) à son ami Arius Barbosa, nous montre d'une manière manifeste que ces arthropathies étaient bien considérées comme une conséquence de la syphilis : « Tu m'écris, dit-il, que tu es affecté d'une maladie particulière appelée *bubas* par les Espagnols, *galico* par les Italiens, *éléphan-*

(1) Lilii particula, I, cap. xxii. Venitiis, 1496.

(2) De procreatione hominis physionomina, cap. vi, 1477.

(3) Lib. de Lepra.

(4) Rosa anglica, lib. II, cap. xvii.

(5) Opus epistolar. Petri martyris anglerii medianolensis. Amstelodami, typis Elzevir, 1670, in-fol. 2 col. libr. I, cap. lxviii, p. 34.

tiase par quelques médecins et de diverses manières par d'autres. Tu dépeins avec une incomparable élégance ton malheur, tes pertes, la gêne de tes jointures, la faiblesse de tes ligaments, les douleurs atroces des articulations, et enfin, les ulcères et la fétidité de ton haleine. Je te plains, cher Arias, etc... »

Villabos (1), dans un poëme élégant, résume comme il suit les signes qui annoncent l'approche du mal : « une petite plaie au membre viril, de mauvais aspect, à bords indurés, indolente, maux de tête, visage livide, pesanteur des épaules, insomnie, rêvasseries, yeux cernés, lèvres sèches, inertie des membres, fatigue générale, nonchalance et trouble de la vision ; après l'invasion des pustules, douleurs articulaires multiples... »

Fracastor (2) après lui, se servant des travaux de Grundbeck (3), de Leoniceno (4), de Gaspard Torella (5), de Jacques Catanée (6) et de J. Almenar (7), qui avaient décrit la grande épidémie du xve siècle, donne une peinture fidèle de cette affection contagieuse et parle également, dans sa description, des douleurs articulaires que ressentaient ces pauvres malades.

Si nous jetons les yeux sur la description des maladies décrites sous les noms de *piau*, *yaws*, *frambœsia*, *sibbens*, etc., et que maintenant, malgré quelques opi-

(1) Sumario de la medicina, etc. Salamanque, 1498. Voyez Guardia : La médecine à travers les siècles. Paris, 1865, p. 218.

(2) Fracastor. De morbis contagionis. Venitiis, 1546, lib. ii, cap. I.

(3) Grundbeck ou Grundpeck. De pestilentia sive scorra mala de Frantzos.

(4) Nicolas Leoniceno de Vicence. De morbo gallico, 1497.

(5) Gaspard Torella. De dolore in pudendagra, 1500.

(6) Jacques Catanée. De morbo gallico, 1505.

(7) Almenar. De morbo gallico, 1510.

nions divergentes, on reconnaît faisant partie du do-
maine de la syphilis, nous voyons que les douleurs
articulaires accompagnaient généralement les éruptions cutanées. Dans l'épidémie qui éclatait à Brün et
qui nous fut rapportée par Thomas Jordan (1), en 1578,
et par Ozanam (2), dans son *Traité des épidémies*, 1823,
nous voyons également les arthropathies signalées. Les
mêmes symptômes sont notés dans les épidémies qui
sévirent vers 1800 en Dalmatie, en Croatie et en Il-
lyrie.

Dans le XXXVe volume, p. 96, des encyclopédistes du
XVIIIe siècle, on y trouve aussi énumérés, comme accidents de la syphilis, « les rhumatismes, les sciatiques,
la goutte aux genoux et aux pieds, plus comme un
œdème que comme une inflammation. »

Le tableau suivant, que nous donne Ambroise Paré
sur la syphilis, nous montre qu'il connaissait non-
seulement les manifestations articulaires, mais encore
qu'il les considérait comme un accident précoce de la
syphilis : « Lorsque, dit-il, la vérole est récente, il ap-
paraît ulcère à la verge ou à la vulve, tumeurs aux
aines, chaude-pisse jetant quelquefois sanie puante et
fort fétide, laquelle provient des parastates ou des ulcères qui sont au conduit de la verge ; ils ont aussi douleurs aux joinctures, testes, espaules, etc... » (3).

Swédiaur aussi reconnaît que les douleurs syphilitiques sont précoces, mais il admet qu'elles peuvent sur-

(1) Thomas Jordan. Brunno Gallici seu Luis novæ in Moravia exortæ
descriptio. Francfort, 1578-1580.
(2) Ozanam. Hist. méd. des épidémies, t. V. p, 277. Paris et Lyon,
1823.
(3) Ambroise Paré. Œuvres complètes, édit. Malgaigne.

venir avant les accidents secondaires et à ce sujet il donne une description dans laquelle il cherche â donner des caractères distinctifs des douleurs du début de la syphilis d'avec celles de la période confirmée. Il est vrai que cette description n'a pas rapport spécialement aux arthropathies, mais elle mérite d'être mentionnée : « Avant, dit-il, que le virus syphilitique existant dans le système des corps, produise des éruptions à la peau ou autres effets visibles dans le corps, les malades tombent souvent dans des abattements et des langueurs extraordinaires ; quelquefois ils sentent dans toutes les parties du corps des douleurs erratiques et dans les os cylindriques des douleurs et des élancements de dehors en dedans ; fréquemment il se manifeste une douleur dans le péricrâne, comme si la tête était fortement comprimée. Quand les douleurs ne deviennent pas très-violentes pendant la nuit, elles causent simplement de l'agitation et de l'inquiétude ; elles paraissent fort différentes de ces douleurs perçantes qui attaquent les os cylindriques dans la maladie syphilitique confirmée, et qui causent l'épaississement et le gonflement du périoste, ou une véritable exostose qui est fréquemment suivie de la carie. Les premières sont des espèces de douleurs vagues, bornées au périoste et aux surfaces musculaires, aponévrotiques ou ligamenteuses et elles sont quelquefois si légères, qu'elles excitent à peine des plaintes ; mais lors même qu'elles sont plus fortes, elles sont évidemment plus supportables que ces dernières. Outre ces symptômes, les malades éprouvent souvent de la faiblesse et de la lassitude, non-seulement pendant le jour, lorsqu'ils sont debout, mais plus spécialement encore le matin quand ils se lèvent. Le sommeil,

ni le lit, ne leur procurent aucun repos, aucun rafraî-
chissement. Ils sont attaqués d'une fièvre de l'espèce
lente, avec un pouls faible et accéléré, les yeux en-
foncés, le cercle de l'orbite livide ; ils ont les épaules et
les côtes douloureuses ; la physionomie montre une
constitution harassée et minée ; en un mot, le malade
maigrit et dépérit sensiblement » (1).

A partir de cette époque, on voit que les auteurs at-
tirent moins l'attention sur les lésions articulaires. Il
semble que celles-ci soient devenues moins fréquentes.
Astruc (2) et Fabre (3) négligent les arthropathies secondaires pour ne parler que des ankyloses possibles qui
peuvent se montrer à la suite des inflammations des
extrémités osseuses. Hunter même, le grand syphilio-
graphe anglais, va jusqu'à dire « qu'il n'a jamais vu
la syphilis constitutionnelle attaquer les articulations. »
Mais un de ses commentateurs, Babington (4), relève
cette assertion et admet que la syphilis porte non-seulement son action sur les articulations, mais encore
qu'elle agit à deux époques différentes de son évolution à la période secondaire et à la période tertiaire.
« Il se présente, dit-il, de temps en temps des cas où
l'inflammation de la synoviale des articulations coïncide
avec les symptômes secondaires non douteux de la syphilis. Augmentant de force pendant la période d'ac-
croissement de ces symptômes, elle se dissipe bientôt

(1) Swediaur. Traité des maladies vénériennes, t. II, p. 101. Paris, 1801.
(2) Astruc. De morbis venereis, libri novem. Paris, 1740, traduit par
Louis, 1777.
(3) Fabre. Traité des maladies vénériennes, 3e édition. Paris, 1777.
(4) Voyez Hunter. Traité de la syphilis, traduit par Richelot, avec
notes de Ricord, p. 565.

dès que l'affection cutanée ou de la gorge est combattue par les vireux. Dans ces cas, l'inflammation de la synoviale est aiguë et accompagnée par de la douleur, de la tension et de la rougeur superficielle cutanée qui suffisent pour la faire distinguer de la forme lente et asthénique de la même affection qu'on trouve dans la cachexie générale. »

Depuis lors, les auteurs qui s'occupèrent de syphilis, ne prirent en considération que les arthropathies tertiaires, et encore la plupart de ces auteurs ne rapportèrent-ils cette complication que pour mémoire. Nous devons faire remarquer aussi que certaines arthrites qui étaient considérées comme syphilitiques n'étaient autres que des arthrites blennorrhagiques. Ainsi, la description que nous donne Boyer (1) sur l'inflammation syphilitique des capsules fibreuses et des ligaments qui unissent les articulations est plutôt relative à l'arthrite blennorrhagique. Il en est de même de celle que nous donne Lagneau, dans son livre sur les maladies vénériennes (2). Chomel (3), dans ses leçons cliniques, s'efforce de distinguer l'arthropathie syphilitique du rhumatisme chronique par la limitation du travail morbide à un point quelconque de l'articulation, par la conservation des mouvements et leur exécution sans douleur appréciable. Bassereau (4), Vidal (de Cas-

---

(1) Ph. Boyer. Traité pratique de la syphilis. Paris, 1836, p 158.

(2) Lagneau. Traité pratique des maladies vénériennes. Paris, 1826.

(3) Chomel. Leçons de clinique médicale. — Rhumatisme et goutte, par Requin. Paris, 1837, p. 34.

(4) Bassereau. — Traité des maladies vénériennes, 1842. — Traité des affections de la peau sympt. de la syphilis. Paris, 1852.

sis) (1), Langlebert (2), Rollet (3) et plusieurs autres syphiliographes, sont très-réservés sur cette question. Ricord (4), va même jusqu'à dire qu'il ne pense pas que l'existence des arthropathies syphilitiques puisse être nettement établie. Ainsi, comme nous le voyons, les arthropathies d'origine syphilitique, après avoir été admises sans conteste, furent de nos jours mises en doute, jusqu'à ce que M. Richet, en 1853, fit paraître un mémoire remarquable sur les tumeurs blanches syphilitiques (5). Cet auteur est le premier qui donna une étude approfondie sur cette question. Il rassembla six cas d'arthrite du genou qui guérirent très-rapidement par le traitement mercuriel et iodique, et il admit que ces arthrites pouvaient se présenter sous deux formes principales, d'après le mode de début et les lésions présumées de cette affection. Je dis : lésions présumées, car M. Richet, n'ayant fait aucune autopsie, ne put malheureusement contrôler son assertion par l'anatomie pathologique. Quoi qu'il en fût, il décrivit la synovite et l'ostéo-synovite. Ces deux variétés d'arthrites furent généralement admises et M. Lancereaux, dans son mémoire communiqué à la Société de chirurgie (6),

(1) Vidal (de Cassis). Traité des maladies vénériennes. Paris, 1859.

(2) Langlebert. Nouvelle doctrine syphiliographique. 2e édit., Paris, 1862.

(3) Rollet. Recherches cliniques et expér. sur la syphilis, la blennorrhagie et principes nouveaux d'hygiène et de médecine légale. Lyon, 1861.

(4) Ricord. Lettres sur la syphilis, 3e édit., 1863, et Traité pratique des maladies vénériennes. Paris, 1826.

(5) Richet. Mémoire sur les tumeurs blanches. (Mémoires de l'Académie de médecine. Paris, 1853, t. XVII.

(6) Lancereaux. Mémoire communiqué à la Société de chirurgie, sept. 1863.

les accepta avec une légère modification. D'après cet auteur, qui eut la bonne fortune de faire une autopsie d'une malade atteinte de cette affection, la synovite n'existerait pas primitivement, elle serait consécutive à l'inflammation du tissu cellulaire sous-synovial. Les cas que cet observateur rapporte, sont au nombre de trois et sont aussi relatifs à l'articulation du genou. Outre ce travail sur les accidents tertiaires, M. Lancereaux discuta aussi les arthrites de la période secondaire et on peut dire qu'il fut le premier auteur qui fit un travail sérieux sur ce sujet. Ces manifestations articulaires de la seconde période ne furent admises qu'avec beaucoup de réserve. Le compte-rendu de ce mémoire, dans la *Gazette des Hôpitaux* (1), en fait foi. Cependant l'élan était donné. Deux années plus tard, MM. Verneuil (2) et Fournier (3), à quelques mois de distance, appelaient l'attention sur les manifestations syphilitiques des bourses séreuses sous-cutanées et tendineuses dans la période secondaire. L'identité de nature, au point de vue anatomique, entre ces bourses séreuses sous-cutanées et tendineuses et les synoviales articulaires, était une confirmation de plus de l'existence des arthropathies secondaires. D'un autre côté, la même aptitude morbide de ces bourses séreuses et des synoviales articulaires montrait la vraie nature inflammatoire de ces dernières. Dailleurs, la coexistence sur un

(1) Gazette des hôpitaux, 1866, n. 32.

(2) Verneuil. De l'hydropisie des gaines tendineuses des extenseurs des doigts dans la syphilis secondaire. (Gaz. hebd. de méd. et de chirurgie, 1868, p. 609.)

(3) Alf. Fournier. De l'hydropisie des gaînes tendineuses des extenseurs des doigts dans la syphilis secondaire. (Gaz. hebd. de médecine et de chirurgie, 1868, p. 645.)

même sujet de ces deux ordres de manifestations : té-
nosité et synovite articulaire, est encore une preuve à
l'appui de ce que nous avançons. Or, c'est ce que nous
voyons si nous jetons les yeux sur les observations de
ces auteurs. Il en est de même pour les observations
que nous rapportons.

Enfin, en 1873, dans ses leçons cliniques (1), M. Fournier traita de nouveau cette inflammation des bourses
séreuses sous-cutanées et tendineuses ainsi que celle
des synoviales articulaires. Sous son inspiration parurent les thèses de MM. Roch (2) et Vaffier (3). Ces
documents sont précieux à consulter, mais ils n'ont
rapport qu'aux manifestations secondaires de la syphilis
et même nous ferons observer que d'après l'éminent
médecin de l'hôpital de Lourcine et ces auteurs, ces
arthropathies ne doivent survenir que dans les premiers
mois de la vérole. Dans les observations que nous rapportons, nous voyons qu'il n'en est pas toujours ainsi.
Dans l'observation 2, l'arthrite ne s'est développée
qu'au bout de plusieurs années après l'accident primitif. Aussi, nous pensons qu'il serait bon de faire une
distinction entre ces manifestations articulaires du début
accompagnant les syphilides, et celles de la fin de la
période secondaire. La marche de la maladie est bien
différente. Au début, nous voyons les arthrites, c'est-
à-dire les douleurs articulaires sans lésions appréciables et les arthrites aiguës ou subaiguës, qui sont

(1) A. Fournier. Clinique de l'hôpital de Lourcine. Leçons sur la syphilis étudiée plus particulièrement chez la femme. Paris, 1873.

(2) Charles Roch. Quelques observations d'hydropisie des gaînes
tendineuses dans la syphilis secondaire. Thèse de Paris, 1872.

(3) Adolphe Vaffier. Du rhumatisme syphilitique. Thèse de Paris, 1875.

généralement multiples et qui peuvent s'accompagner
de ténosites, de myosites, de périostites et d'accidents
généraux plus ou moins intenses. Le change, dans ce
cas, peut exister avec le rhumatisme articulaire aigu
ou subaigu. C'est ce que M. Vafier eut en vue dans sa
thèse. Quand la manifestation articulaire se produit à
la fin de la période secondaire, l'accident paraît tout
local, il n'y a pas ou presque pas de phénomènes généraux, le début est insidieux et lent généralement et
le diagnostic doit être discuté avec une arthrite ou une
hydarthrose simples. Nous aborderons ce chapitre plus
loin et nous verrons que cette forme d'arthrite peut être
considérée comme un accident de transition au même
degré que l'iritis et le sarcocèle, ou bien comme un
accident tertiaire précoce.

Après les six cas de synovites tertiaires relatés dans
le mémoire de M. Richet, nous ne trouvons dans la
science qu'un très-petit nombre d'arthrites bien authen-
tiques à cette période de la syphilis et ayant revêtu les
mêmes caractères. Follin (1), dans son livre de pathologie
externe, en rapporte un cas. M. Lancereaux en rapporte trois cas, dont un est revêtu du contrôle anatomique. Van Buren et Kyes, dans leur traité sur la syphilis, mentionnent un autre cas. Tous ces faits ont
rapport à l'articulation du genou; cependant, d'autres
articulations peuvent être également attaquées par le
virus syphilitique. En effet, Taylor (2) rassembla dans
un mémoire les faits relatifs à l'inflammation des doigts
et des orteils et montra que dans cette dactylite, les ar-

(1) Follin. Traité élémentaire de pathologie externe, t. I, p. 715.
(2) B. H. Taylor. American journal of dermatology and syphiliogra-
phy, January 1871. Syphilis of the fingers.

ticulations sont toujours malades secondairement. Il
nous donna un tableau clinique, très-bien fait, de cette
maladie, dans laquelle il admit deux classes, suivant
le mode de début de l'affection, tout en nous faisant
remarquer que cette division était arbitraire et qu'il y
avait plutôt des stades de progrès que des variétés réelles.
Dans la première classe, les lésions occupent le tissu
conjonctif sous-cutané au même titre que les tissus fibreux des articulations et les phalanges elles-mêmes ;
dans la seconde classe, le processus morbide prenant
son point de départ dans le périoste et dans les os, en-
vahit secondairement les jointures et peut s'accompagner ou non d'infiltration gommeuse du tissu conjonctif sous-cutané. Après avoir donné le tableau
clinique et anatomo-pathologique de l'affection, M. Taylor discute le processus pathologique et fait le diagnostic
de la dactylite avec le panaris, le rhumatisme chronique et la goutte. En lisant les observations de cette
manifestation particulière de la syphilis sur les extrémités des membres supérieurs ou inférieurs, on remarque que des articulations, autres que celles des
doigts, étaient malades. Ainsi nous trouvons l'articulation du genou signalée trois fois, celle du poignet deux
fois, celle du cou-de-pied une fois, enfin celle de la qua-
trième vertèbre cervicale et celle de l'articulation du
sternum avec la clavicule, chacune une fois ; mais
malheureusement nous n'avons pas de détails clini-
niques sur l'inflammation de ces articulations, l'auteur
n'ayant en vue que celle des doigts.

Dans les six cas qu'il nous a été donné d'observer
à cette période de la syphilis, nous trouvâmes trois fois
l'articulation du genou malade, une fois celle de la mâ-

choire et deux fois celle du coude. Comme nous le voyons d'après ces relevés, l'articulation du genou est plus souvent atteinte que les autres articulations. Le fait se montre aussi bien à la période secondaire qu'à la période tertiaire, et avec les auteurs nous devons admettre que cette prédilection de la syphilis pour le genou est due à l'étendue des surfaces articulaires et à la pression que subit cette articulation.

DIVISION.

Nous diviserons notre travail en trois chapitres.

Dans le premier chapitre nous parlerons des arthropathies qui se montrent au début de la vérole, pendant la période qui s'étend depuis le moment de l'infection jusqu'au moment de l'apparition des éruptions cutanées ou muqueuses et que nous appellerons *première période.*

Le deuxième chapitre comprendra les lésions que l'on rencontre dans la *deuxième période* ou période des accidents secondaires. Cette période a pour limite trois ou quatre années, à partir du moment de l'éruption cutanée ou muqueuse. Cette limite est celle qu'assignent les syphiliographes modernes.

Dans le troisième chapitre, nous parlerons des tumeurs blanches syphilitiques comme accident de la *troisième période.*

Cette division arbitraire n'est pas exempte de reproches, nous l'adopterons cependant pour la clarté de l'exposition du sujet en nous rappelant toutefois que la syphilis ne procède pas ainsi par étapes et que suivant la constitution du sujet, suivant le terrain sur lequel

elle évolue, elle peut revêtir de suite des caractères plus
ou moins graves et produire dans les premières périodes
de la maladie, les accidents que nous rejetons à la troisième partie de notre travail. Nous n'avons pas observé
de faits semblables, mais d'après le mémoire de notre
excellent maître M. Mauriac sur les accidents tertiaires
précoces (1) on comprendrait qu'il puisse en être ainsi.

(1) Ch. Mauriac. Mémoire sur les affections syphilitiques précoces du
système osseux. Paris, 1872.

CHAPITRE PREMIER.

DES ARTHROPATHIES DANS LA PREMIÈRE PÉRIODE.

Les douleurs articulaires dans la première période de la syphilis ont ceci de particulier, qu'elles n'offrent pas de symptômes objectifs; aussi pour ne rien préjuger sur la nature des lésions qui les déterminent, nous leur donnerons le nom d'*arthralgies*, ce qui veut dire : simple douleur sans lésion appréciable.

Ces douleurs articulaires ont été désignées jusqu'à nos jours, avec celles qui siégeaient dans les muscles, les tendons, les os, le périoste, etc.; sous la dénomination générique et vague de *douleurs syphilitiques*. Elles ont été signalées sous cette dénomination dans nos livres classiques contemporains, comme constituant les symptômes prodromiques de la vérole. Ce sont elles aussi qui ont été parfaitement décrites par Bayr (1), Bernard Tomitanus (2), Swediaur et A. Paré, et qui constituent le traité curieux et original de G. Torella (3). Mais cette dénomination *douleur syphilitique* est un mot générique ne traduisant qu'un symptôme, aussi l'abandonna-t-on dès qu'on connut la nature de la douleur et qu'on put

(1) Bayr. De doloribus musculorum ex morbo gallico genitis. (In aphrodisiaco, p. 189.

(2) Bernard Tomitanus. De morbo gallico, lib. ii, de Mutationibus gallici morbi, CXVII. Aphrodisiacus Luisini.

(3) G. Torella. De dolore in podendagra dialogus.

la rattacher à la lésion d'un organe. C'est ainsi qu'on appliqua les mots périostite, arthralgie, myosalgie, ostéalgie, etc., aux douleurs qui se rattachaient à la lésion du périoste, d'une articulation, d'un muscle, d'un os, etc.

Nous n'étudierons ici que les douleurs qui se rattachent aux articulations et qui ne produisent aucun phénomène objectif — *arthralgies* — réservant les *arthrites*, c'est-à-dire les douleurs s'accompagnant de lésions appréciables à la vue, pour les chapitres suivants.

Ces arthralgies arrivent à une époque plus ou moins rapprochée du coït infectant. Il n'y a rien de fixe à ce sujet, cependant elles précèdent généralement de peu de temps les accidents secondaires et voilà peut-être pourquoi elles ne sont signalées que comme manifestations secondaires par un bon nombre d'auteurs. Elles peuvent même précéder l'apparition du chancre, surtout quand celui-ci a une incubation très-longue et qu'il devance de peu de jours la roséole. Quand ce phénomène se produit, nous sommes à même une fois de plus de constater que le chancre n'est pas l'ulcération qui donne lieu aux accidents constitutionnels comme on l'a cru longtemps, mais bien qu'il est une manifestation du virus syphilitique, comme la pustule variolique est la manifestation du virus varioleux et non la cause de l'infection. La fréquence de ces douleurs arthralgiques est très-grande; les faits abondent. On n'a qu'à parcourir les livres écrits sur les maladies vénériennes, et la syphilis en particulier, pour les voir signalées. Pendant notre internat à l'hôpital du Midi, nous avons nstaté ces douleurs chez le quinzième au moins de nos malades en puissance de vérole. Comme je l'ai dit plus haut, ces douleurs articulaires existent presque toujours en même temps que les autres douleurs syphilitiques et accompagnent très-souvent la fièvre syphilitique. Cette coexistence d'état fébrile et de manifestations variées peut en imposer pour le début d'un rhumatisme. C'est ce qui a suggeré à Hunter (1) l'idée : « que la fièvre syphilitique ressemble d'abord à la fièvre rhumatique, et comme ces symptômes (douleurs articulaires, musculaires, périostiques, etc.) se manifestent souvent indépendamment de toute action locale et sans être accompagnés, il est très-difficile de reconnaître la véritable nature de la maladie. »

Particularité curieuse : ces arthralgies sont bien plus vives la nuit et le matin que le jour, bien plus intenses pendant le repos que pendant l'exercice. Quand le malade se reveille la nuit, il peut à peine remuer ses membres, plier ses jointures; il lui semble qu'elles sont *rouillées*. Quand il se lève le matin, ses membres sont comme paralysés, mais une fois qu'il s'est *forcé*, cela va mieux, dit-il. Ces termes de comparaison sont invariables, tous les malades nous en font part et M. Fournier, dans son livre, nous en trace un très-beau tableau. Mais pour cet auteur, ces arthropathies n'existeraient qu'à la période secondaire et d'après les relevés de ce même auteur, ces manifestations articulaires seraient plus fréquentes chez la femme que chez l'homme. Nous ne sommes pas dans la possibilité de contrôler ce fait, mais nous pourrions dire que le dixième au moins des

(1) Hun··.. A treatise on the venerea. diseases. London, 1736, trad. franç. par Richelot. Paris, 139, p ⅝ 0.

malades du sexe masculin, que nous avons pu suivre, présentaient ces manifestations.

Presque toutes les articulations deviennent douloureuses, mais celles des genoux, des poignets, des coudes, des épaules et des chevilles sont plus fréquemment atteintes que les autres. Si on examine avec soin le point douloureux, on ne signale aucun changement de couleur à la peau, aucun gonflement et on ne perçoit aucune élévation de température. Les pourtours de l'articulation, c'est-à-dire les muscles, les tendons, les gaînes synoviales, les surfaces osseuses, etc., ne sont pas douloureuses, c'est l'articulation elle-même qui souffre et la douleur est provoquée soit par la pression seule, soit par le mouvement, soit par ces deux moyens réunis et elle est d'autant mieux perçue que l'articulation était au repos auparavant. Le malade compare quelquefois cette douleur à une sensation de brisure.

La *durée* de l'arthralgie est très-variable, elle dépend surtout du traitement employé. Si on reconnaît dès le début la nature spécifique des douleurs, et si on administre le mercure, celles-ci cessent généralement au bout de quelques jours; mais si on attache une autre signification à ces douleurs, si on les considère rhumatismales, par exemple, elles peuvent persister plusieurs semaines jusqu'à ce qu'enfin les accidents secondaires devenant manifestes réclament un traitement mercuriel qui sera la véritable cause de la disparition de ces manifestations articulaires.

Le plus souvent la douleur disparaît sans laisser après elle aucune gêne, aucune impotence; mais il y a des cas où on a signalé, quand la douleur a persisté pendant un certain temps, comme terminaison de cette arthralgie, des craquements articulaires. M. Fournier, dans son livre sur les maladies syphilitiques des femmes, en rapporte plusieurs exemples. Ces craquements sont facilement perçus en appliquant la main sur l'articulation pendant que celle-ci exécute des mouvements et quelquefois même ils sont entendus à distance. A quoi sont dus ces craquements ? Sont-ils le fait du repos dans lequel on a mis l'article, ou bien sont-ils dus à quelques modifications de la synoviale ou des cartilages provoquées par le premier degré d'une arthrite véritable sans désordres anatomiques extérieurement appréciables ? Cette dernière hypothèse paraît le plus probable, surtout quand on rapproche ces symptômes de ceux que l'on perçoit dans les cas que nous décrirons plus tard, et parce qu'aussi on ne peut guère faire intervenir le repos absolu de l'articulation, celui-ci n'étant jamais observé.

D'après ce que nous venons de dire, nous voyons que la *marche* et la *durée* de cette variété d'arthralgie sont subordonnées au diagnostic et au traitement. Aussi devons-nous rechercher avec soin toutes les causes qui peuvent nous induire en erreur et mettre en action tous les moyens que nous avons à notre disposition pour reconnaître une arthralgie. L'arthralgie, telle que nous l'entendons, douleur sans lésion appréciable, étant un phénomène subjectif n'est pas aussi facile à reconnaître qu'on pourrait le croire au premier abord. Cependant nous avons deux moyens d'exploration à notre disposition : la pression et les mouvements provoqués de l'articulation.

La pression est un moyen excellent pourvu qu'elle soit faite avec méthode et précision. Toute l'étendue de l'articulation sera pressée en même temps ou bien les surfaces les unes après les autres. On fera cette exploration pendant l'extension et la flexion, en ayant soin de ne comprimer que la capsule articulaire. Il est rare que ce procédé fasse défaut ; cependant il existe des cas où la pression ne développe aucune sensibilité morbide dans l'articulation. Dans ce cas alors le médecin manque d'un bon contrôle, car alors toute la maladie consiste dans un simple trouble fonctionnel — la sensibilité dans l'exercice des articulations — et appréciable seulement par le malade. Quand la pression ne provoque aucune douleur, on doit rechercher si les pourtours de l'articulation sont sensibles. Ainsi on recherchera avec soin si la pression sur les attaches musculaires, sur les bourses séreuses, sur un nerf, sur le périoste, etc., revèle une sensibilité anormale ; et si cette exploration nous fournit des renseignements négatifs, et si d'un autre côté les mouvements de l'articulation sont douloureux, le médecin est en droit d'admettre l'arthralgie.

L'arthralgie une fois admise, on doit se demander quelle en est la cause et pour cela il suffit de passer en revue toutes les maladies dans lesquelles ce symptôme se produit et s'aider en même temps des commémoratifs du malade. Avant tout on doit savoir que le symptôme — douleur articulaire — est une des premières manifestations de la diathèse goutteuse ou rhumatismale et qu'il peut exister pendant plusieurs jours avant tout désordre anatomique extérieurement appréciable. Aussi quand ce phénomène apparaîtra, nous ne nous hâterons pas de porter un diagnostic ; nous attendrons quelques jours et nous ne porterons le diagnostic arthralgie syphilitique que le jour où des désordres anatomiques n'étant pas survenus du côté de l'articulation, nous affirmerons le malade porteur d'un chancre induré et ne présentant pas les signes des autres maladies que nous allons passer en revue. On s'enquerra si le malade était bien portant auparavant et on recherchera s'il n'est pas en proie à des phénomènes fébriles ou inflammatoires, ou bien s'il n'est pas convalescent d'une maladie grave. Si le malade présente des phénomènes fébriles très-accusés, nous rejetterons immédiatement l'idée d'arthralgie syphilitique, car nous savons que cette manifestation spécifique, à cette période de la maladie, ne s'accompagne pas généralement de fièvre, ou du moins si celle-ci existe, elle est très-peu intense et revêt des caractères bien définis.

Si le malade est apyrétique, on recherchera s'il est convalescent d'une maladie qui peut rentrer dans la grande classe des fièvres, des maladies générales et des inflammations des organes génito-urinaires ou des autres organes de la cavité abdominale. Il suffit d'être en garde contre cette erreur pour l'éviter.

Le malade n'accuse aucune maladie antérieure ; on tiendra grand compte de sa profession. On sait en effet que certains empoisonnements, tels que ceux qui arrivent chez les ouvriers qui manient le plomb, se manifestent par des douleurs articulaires. L'absence de chancre et l'existence d'autres symptômes propres à l'empoisonnement suffisent pour faire le diagnostic.

Le sexe du sujet nous mettra en garde également contre l'arthralgie hystérique. Mais si nous avions à traiter une femme, nous nous rappellerions que l'arthralgie hystérique s'accompagne généralement de contracture musculaire, contracture soit primitive, soit

consécutive à la maladie articulaire, tandisque l'arthralgie syphilitique ne s'accompagne jamais, que je sache,
de ce phénomène.

Chez certains individus névropathiques et chez les
hysteriques en particulier, on évitera de confondre
l'hyperésthésie de la peau avec la sensibilité de l'articulation.

Enfin, nous ne devons pas oublier que, dans certaines maladies nerveuses soit de l'encéphale, soit de la
moelle, soit même des nerfs, le phénomène arthralgie
est souvent signalé pour faire place bientôt à une véritable arthrite. La coexistence d'autres symptômes propres à ces maladies nerveuses nous mettra en garde
contre l'arthralgie syphilitique. Mais, si les symptômes
propres à ces maladies nerveuses ne sont pas très-
accusés, ou plutôt s'ils font défaut, le diagnostic peut
être des plus difficiles à poser, surtout si nous avons
quelques soupçons de penser que notre malade puisse
être infecté. C'est ce qui arrive pour le début du tabes
dorsalis, où les douleurs articulaires, soit seules, soit
accompagnées de douleurs fulgurantes, peuvent précéder, pendant un temps plus ou moins long, la série
des symptômes qui caractériseront plus tard cette maladie. Ces douleurs peuvent d'autant mieux donner le
change, qu'elles sont multiples et siégent dans plusieurs articulations des membres comme celles dues à
la syphilis; mais leur longue durée, leur existence à
n'importe quel moment de la journée, et surtout l'absence d'accidents primitifs ou secondaires, feront rejeter l'idée de syphilis.

Les douleurs vives, persistantes, localisées dans une
ou plusieurs articulations du membre supérieur ou in-

férieur d'un seul côté, sans que ce côté soit paralysé, doivent nous faire penser aux arthropathies prémonitoires des hémiplégies indiquées par M. Lasègue (1).

Les arthropathies survenant chez les hémiplégiques, s'accompagnant bientôt de phénomènes arthritiques, ne doivent pas nous occuper en ce moment ; et d'ailleurs, dans ce cas, le diagnostic est généralement facile ; il suffit de constater l'hémiplégie, et de se rappeler les troubles trophiques qu'occasionne cette affection.

Une douleur persistante, localisée dans une seule articulation, dans le genou, par exemple, doit éveiller l'idée soit d'une coxalgie, soit de névromes des racines postérieures (cas de Mayo) (2), soit d'anévrysme crural (cas de Everard Home). (3). Je ne signale ces faits que pour mémoire.

Enfin, chez les enfants et les adolescents, l'apparition de douleurs multiples dans les membres, sans aucun désordre anatomique extérieur, fait songer de suite à l'idée d'arthralgies dues à la croissance ; mais comme ces douleurs, à cause de leur généralisation, ont une grande ressemblance avec celles dues à la syphilis, elles doivent être mises en parallèle avec celles-ci.

Tant que l'accident primitif n'existe pas, le diagnostic est presque impossible ; quand il existe, le doute peut encore persister, car on sait qu'il n'y a rien de plus difficile, dans certains cas, que d'affirmer à quelqu'un qu'il a un chancre infectant. Cependant, la coexistence

(1) Voyez A. Blum. Des arthropathies d'origine nerveuse. Thèse d'agrégation, 1875.

(2) Voir A. Blum. Des arthopathies d'origine nerveuse. Thèse d'agrégation, 1875, p. 101.

(3) Id.

d'une ulcération suspecte et d'arthralgies multiples survenues presque en même temps que l'ulcération, arthralgies plus fortes la nuit que le jour, et pendant le repos que pendant l'exercice, est un signe presque certain de syphilis constitutionnelle.

Ainsi, comme on le voit, le diagnostic de l'arthralgie syphilitique ne pourra être fait que par exclusion, et encore le plus souvent le médecin sera forcé, avant de poser son jugement, d'attendre l'apparition du chancre infectant, et quelquefois même des accidents secondaires.

Le *pronostic* découle de ce que nous avons dit précédemment. Il est généralement bénin pourvu toutefois qu'on intervienne de bonne heure. — On doit cependant faire une réserve pour les cas où des craquements se produisent, parce qu'ils peuvent persister longtemps, et qu'ils révèlent un état particulier de la synoviale et des cartilages qui prédispose à de nouvelles poussées inflammatoires.

Le *traitement* consiste dans l'administration du mercure sous toutes ses formes. — On donne généralement le proto-iodure de mercure à la dose de 0 gr. 05 à 0 gr. 06 par jour, ou bien le sublimé corrosif à la dose de 1 à 2 centigrammes et sous forme pilulaire.

CHAPITRE II.

Les arthropathies, pendant le cours de cette période, peuvent revêtir différentes formes. M. Fournier les a divisées en trois groupes.

Dans le premier groupe, sont rangées les douleurs simples sans lésions extérieures appréciables ou arthralgies ;

Dans le deuxième groupe, il est question des arthrites subaiguës ;

Enfin, le troisième groupe renferme les arthrites hypercriniques ou hydarthroses.

Nous adopterons cette division, tout en faisant ressortir que ces différentes manifestations articulaires se produisent à une époque plus ou moins éloignée du début de la maladie, suivant qu'on a affaire à un de ces groupes. Quoiqu'on ne puisse admettre un ordre chronologique invariable, on peut dire que, généralement, les accidents se présentent suivant l'ordre dans lequel nous les plaçons ci-dessus.

§ I. *Arthralgies.* — Ces douleurs articulaires sont tout à fait semblables à celles que nous avons étudiées dans le chapitre 1. Elles présentent les mêmes caractères cliniques et réclament le même traitement ; aussi nous ne nous y arrêterons pas longtemps. Ce sont elles qui ont été parfaitement décrites par les auteurs, et par M. Fournier en particulier, qui les considère comme accident secondaire, et accompagnant toujours la roséole dans les premiers temps de son apparition. Nous avons montré plus haut que ces douleurs peuvent apparaître plus tôt, qu'elles peuvent précéder l'apparition du chancre et par cela même l'apparition de la roséole, et qu'ainsi elles constituent la première manifestation des accidents constitutionnels de la vérole. Si nous n'avions pas été dans l'habitude de considérer la roséole comme la première manifestation des accidents secondaires, nous aurions pu nous dispenser de faire un chapitre sur les arthralgies de la période primitive, mais, en conservant cette division, nous avons voulu en cela suivre l'exemple qui nous était tracé, et montrer que les douleurs articulaires syphilitiques pouvaient se déclarer à deux périodes distinctes plus ou moins éloignées les unes des autres, et que, suivant l'époque à laquelle elles apparaissaient, elles offraient des difficultés très-grandes pour le diagnostic. Ces difficultés sont extrêmes, surtout pour les arthralgies de la première catégorie, pour celles qui arrivent avant toute manifestation cutanée ou muqueuse. Pour celles qui nous occupent en ce moment-ci, le diagnostic est facile, nous ne nous en occuperons pas ; il s'agit seulement de faire le diagnostic de l'éruption.

La marche et la durée de ces douleurs, ainsi que leur traitement, réclament les mêmes considérations que nous avons émises dans le chapitre précédent. Mais l'idée suivante surgit à notre esprit : ces douleurs sont-elles plus vives pendant l'incubation que pendant l'éruption syphilitique ? La fluxion du côté de la peau diminue-t-elle celle qui doit exister du côté des articulations, cause de la douleur, et diminue-t-elle par ce fait l'intensité de l'arthralgie? En un mot, y a-t-il balancement entre les deux symptômes? C'est ce que je ne puis dire. Le traitement spécifique qui est presque toujours administré à cette période de la syphilis, doit être un obstacle pour établir un terme de comparaison. En effet, nous savons qu'il n'y a rien de préférable au traitement antisyphilitique pour guérir ce genre de douleur.

§ 2. *Arthrites subaiguës*. — Dans ce second groupe de manifestations articulaires secondaires, les lésions anatomiques extérieures sont parfaitement appréciables par le médecin. L'articulation est gonflée et tendue, elle est légèrement douloureuse à la pression et aux mouvements et la peau présente à son niveau une suffusion rosée, caractéristique, qui disparaît généralement sous l'impression du doigt pour reparaître peu de temps après. Le tissu cellulaire sous-cutané n'est pas généralement œdémateux, mais quelquefois on remarque un certain degré d'empâtement, comme dans les observations II et III. Cet empâtement considérable ne se remarque peut-être que lorsque l'inflammation de l'articulation arrive à la fin de la période secondaire comme dans les cas qui nous occupent, car dans les arthrites secondaires précoces, comme dans celles signalées par MM. Fournier et Vaffier, ce phénomène n'est pas mentionné.

Ordinairement il y a très-peu d'épanchement dans l'articulation ; le plus souvent on ne peut le constater. Dans l'articulation du genou cependant, grâce à son étendue et à sa disposition anatomique, on le perçoit quelquefois et dans ce cas il est toujours très-minime.

Les épanchements considérables en effet, les hydarthroses en un mot, se développent en général lentement sans être précédés d'un état aigu ; c'est ce que nous verrons dans le paragraphe suivant ; cette règle cependant souffre des exceptions. L'élévation de température de l'articulation était bien appréciable à la main dans les cas que nous avons observés.

La douleur spontanée a ce caractère, comme dans les arthralgies, d'être plus marquée la nuit, après le repos qu'après le mouvement. La douleur à la pression et aux mouvements quoique assez vive, ne présente pas les élancements intenses de l'arthrite aiguë et les phénomènes fébriles qui l'accompagnent. Quand la fièvre survient dans les cas qui nous occupent, elle revêt les caractères de la fièvre syphilitique, c'est-à-dire qu'elle est plus marquée le soir.

Quel aspect présente la synoviale ? Quelles altérations a-t-elle subies ? Il n'est pas permis de donner de caractères certains de ses modifications puisque personne n'a été à même de faire des autopsies, mais on peut faire des suppositions et on a tout lieu de penser que la synoviale et les cartilages diarthrodiaux subissent les mêmes modifications que celles que l'on a pu constater chez des rhumatisants morts de complications cardiaques ou cérébrales (1).

Un traumatisme, une légère entorse qui n'occasionnerait aucune inflammation chez un individu non diathésique, peut chez un syphilitique provoquer l'éclosion d'une arthrite plus ou moins intense, ayant une marche

(1) Ollivier et Ranvier. Contributions à l'étude histologique des lésions qu'on rencontre dans l'arthropathie et l'encéphalopathie rhumatismales aiguës. (Gaz. méd., Paris, 1866.)

spéciale et ne guérissant que sous l'influence d'un traitement approprié. C'est ce que nous vîmes dans l'observation III, rapportée par M. le Dr Thibierge. Mais le plus souvent l'arthrite se développe sans cause appréciable, comme dans les cas qui furent soumis à notre observation.

Les articulations plus fréquemment malades sont celles du genou, de la cheville, du poignet, en un mot celles que nous voyons plus fréquemment atteintes dans la première période. Cette coïncidence devait nous faire rechercher si l'arthrite était consécutive à l'arthralgie. Si nous ne considérions que les faits qui nous sont personnels, nous dirions que l'arthrite est primitive. En effet les malades se plaignent pendant vingt-quatre, trente-six heures d'une douleur à l'articulation, et au bout de ce temps on aperçoit la fluxion. C'est là la marche de toute arthrite ; mais, en consultant les cas relatés par M. Vaffier dans sa thèse, nous sommes enclin à penser que les lésions arthritiques ont fait place aux douleurs arthralgiques. Ceci d'ailleurs n'a rien qui doive nous étonner, si nous nous rappelons l'opinion que nous avons émise sur la nature de l'arthralgie.

Plusieurs articulations peuvent être prises en même temps que plusieurs bourses séreuses sous-cutanées ou tendineuses. Cette multiplicité d'accidents diathésiques donne lieu à un ensemble symptomatique particulier qui a été parfaitement décrit par M. Fournier (1), sous le nom de pseudo-rhumatisme, et par M. Vaffier (2), sous le nom de rhumatisme syphilitique. Ces accidents multiples se déclarent toujours à une époque assez rappro-

(1) Alf. Fournier. *Loc. cit.*
(2) Ad. Vaffier. *Loc. cit.*

chée du chancre infectant et sont toujours concomitants de syphilides précoces ; ils ne se développent jamais à une époque éloignée du début de la vérole ; c'est là un point d'une grande importance qu'on doit mettre en relief. Ils s'accompagnent de malaise, de courbature, d'abattement, d'insomnie et de fièvre ; mais jamais de complications cardiaques, pleurales ou abdominales. Cette absence de complications viscérales est un bon signe de diagnostic différentiel d'avec le rhumatisme ordinaire, nous y reviendrons plus tard.

Quand l'inflammation articulaire se développe à une époque éloignée du début de l'infection, elle est généralement mono-articulaire, quoique cependant elle puisse s'accompagner d'autres manifestations articulaires revêtant la forme arthralgique ou hydropique. Il n'est pas rare aussi de voir la fluxion articulaire se propager sur les gaînes des tendons qui entourent cette articulation. C'est ce que nous constatâmes dans nos observations et c'est aussi ce que constatèrent les auteurs qui écrivirent sur les manifestations articulaires secondaires.

Durée. Terminaison. — La durée de ces accidents articulaires est plus ou moins longue suivant la thérapeutique employée. Si on reconnaît dès le début la nature des accidents articulaires, et si on traite la syphilis, les accidents disparaissent promptement et ne laissent généralement après eux aucun craquement ; mais si leur nature est méconnue, on est témoin de raideur articulaire et de craquements qui peuvent persister pendant très-longtemps. M. Fournier signale également dans les cas de rhumatisme syphilitique une conva-

lescence très-longue proportionnée à la multiplicité des
accidents secondaires. Les malades accusent un manque d'élasticité et une faiblesse articulaire très-grande
qui peut bien être mise sur le compte de l'état général
plutôt que sur le compte de l'état local articulaire.

Le *diagnostic* de ces arthropathies doit être discuté avec
plusieurs affections.

S'agit-il d'arthropathies multiples s'accompagnant de
quelques phénomènes généraux, on aura le diagnostic
à faire avec le rhumatisme simple et le rhumatisme
blennorrhagique ?

Une ou deux articulations seulement sont-elles malades, il faut voir si l'arthrite reconnaît pour cause la
diathèse rhumatismale ou scrofuleuse, ou bien un traumatisme, ou bien une influence nerveuse. — Le rhumatisme syphilitique se distinguera du rhumatisme simple
par un gonflement moins considérable des articulations,
par une rubéfaction moins étendue, par une douleur
moins exaltée par les mouvements, par l'absence presque complète de sueurs, par la présence de manifestations du côté des gaînes synoviales tendineuses ou des
bourses séreuses sous-cutanées, par l'absence de manifestations viscérales, par la mobilité moins grande des
douleurs articulaires, par la durée généralement plus
longue, à moins que l'on ne fasse intervenir un traitement spécifique, et enfin par les caractères de la fièvre
qui, d'après les recherches de Baumler et Duffin, serait
nulle ou presque nulle le matin et s'élèverait le soir
jusqu'à 39° et au delà (1). Les commémoratifs aideront

(1) Baumler et Duffin. De la température de la syphilis, in Transact.
of the clinical Society, III, p. 170, 1870.

également puissamment au diagnostic ainsi que les symptômes concomitants du côté de la peau, des muqueuses et du système lymphatique ganglionnaire.

Le rhumatisme blennorrhagique pourrait être d'autant mieux confondu avec le rhumatisme syphilitique, que quelques malades peuvent avoir en même temps que la syphilis, une blennorrhagie, et que ces deux rhumatismes ont une prédilection pour les gaînes synoviales et les bourses séreuses sous-cutanées. Cependant on pourra parvenir au diagnostic en s'informant du mode de début de l'affection articulaire, du caractère des douleurs et de la marche du rhumatisme. Dans le rhumatisme blennorrhagique, une fois que plusieurs articulations ou gaînes synoviales ont été atteintes, on voit le rhumatisme se localiser dans une seule articulation et amener tous les phénomènes d'une arthrite plus ou moins aiguë, qui amènera à sa suite des désordres plus ou moins graves suivant la constitution du sujet. La douleur aussi, qui est très-peu intense au début, comme dans le rhumatisme syphilitique, devient assez aiguë quand la maladie s'est localisée et ne revêt pas ce caractère d'augmenter pendant le repos et la nuit comme chez les syphilitiques. Enfin les complications viscérales telles que celles du côté du cœur qu'on ne voit pas survenir chez les syphilitiques peuvent se présenter, d'après Lorain, chez les blennorrhagiques (1). Le traitement aussi est, dans quelques cas, un bon élément pour le diagnostic; en effet le mercure et les iodures guérissent promptement un rhumatisme syphilitique tandis qu'ils sont sans effet sur un rhumatisme blennorrhagique.

(1) Lorain. Voyez Tixier. Thèse de Paris, 1866.

Quand l'inflammation est mono-articulaire et s'accompagne de chancre et de syphilide, comme dans l'observation I, le diagnostic est facile. Il suffit de reconnaître la syphilis et de songer à la coexistence de cet accident.

Si l'arthropathie se développe à une époque éloignée du début de l'accident primitif, le diagnostic est plus difficile. Il faut avoir recours aux commémoratifs et rechercher si le malade ne présente pas sur le corps d'aures lésions qui puissent nous mettre sur la voie du diagnostic. Ainsi on recherchera s'il ne présente pas des traces de syphilides, une iritis, un sarcocèle par exemple, comme dans l'observation II. On passera en revue toutes les causes qui peuvent occasionner une arthrite, telles que le traumatisme, la blennorrhagie, le rhumatisme, la scrofule, des lésions nerveuses, etc., et ce n'est qu'après avoir exclu chacune de ces causes, que s'aidant des caractères que nous avons assignés plus haut à cette variété d'arthrite, nous porterons notre diagnostic.

L'arthrite scrofuleuse est remarquable par sa marche lente, par ses récidives et par sa tendance à passer à l'état fongueux.

Enfin, les arthrites d'origine nerveuse, outre qu'elles accompagnent toujours les lésions qui leur ont donné naissance et qu'elles siégent toujours dans le département animé par ces nerfs lésés, présentent encore une physionomie spéciale. Ainsi elles s'accompagnent très-souvent d'éruptions vésiculeuses ou pemphigoïdes sur la peau et d'atrophie musculaire ainsi que de lésions osseuses et cartilagineuses particulières.

Le *pronostic* des arthropathies revêtant la forme que

nous venons de décrire, est généralement bénin, pourvu
toutefois que l'on reconnaisse la nature de la maladie.
On a vu, en effet, combien la marche vers la guérison
est rapide dans les cas qui ont été soumis à notre observation. Deux semaines tout au plus ont été suffisantes
pour faire disparaître ces accidents secondaires. Mais si
la nature de l'arthrite n'était pas reconnue, nous pourrions voir survenir les accidents que nous décrirons dans
les paragraphes suivants.

Le *traitement* consiste dans l'administration du mercure quand on est au début de la période secondaire ;
mais quand l'accident primitif remonte déjà à une
époque éloignée, il est sage d'avoir recours au traitement
mixte ; c'est ce que nous fîmes pour le malade qui fait
le sujet de l'observation II. On prescrit ordinairement
2 ou 3 pilules de protoiodure de mercure de 0,03 centigrammes chacune et 1 ou 2 grammes d'iodure de potassium par jour. Les bains, le chlorate de potasse en
gargarismes et un peu à l'intérieur, sont également
recommandés. Le traitement local ne fut jamais employé chez nos malades et malgré cela la guérison fut
très-prompte. Cependant on recommandera, ou l'application de cataplasmes, ou l'enveloppement de la
jointure avec de l'ouate.

OBSERVATION I. — Chancre infectant et chancre mou de la verge. —
Syphilide papulo-squameuse. — Ganglions inguinaux suppurés chez
un sujet strumeux. — Arthrite subaiguë du poignet gauche et de la
hanche. — Guérison. — Traitement mercuriel.

Le nommé L... (Paul), âgé de 22 ans, polisseur, entre le 9 janvier 1872, salle 7, n° 10, dans le service de M. Mauriac, à l'hôpital
du Midi.

Ce jeune homme, qui est d'une assez bonne constitution, eut, étant jeune, de la gourme dans les cheveux comme manifestation strumeuse. A l'âge de 4 ans, il eut la variole, et depuis lors, il ne fut atteint d'aucune autre maladie.

Jamais de rhumatisme; jamais de blennorrhagie. Bonne nourriture, assez bonne hygiène, cependant quelques excès de boissons.

Rien à noter comme antécédent de famille. Il y a six semaines, ce jeune homme eut des rapports avec une femme et quinze jours après, il s'aperçut à la base du gland, de chaque côté de la partie moyenne à la face dorsale, et séparées par un intervalle de 1 centimètre à peu près, deux écorchures qui allèrent en augmentant en étendue et en profondeur et arrivèrent au bout de cinq à six jours aux dimensions actuelles.

Pour tout traitement, le malade appliqua de la charpie imbibée de vin aromatique sur la plaie.

Il y a sept jours, c'est-à-dire le 3 janvier, ce malade vit apparaître d'abord sur la poitrine, sur les parties latérales, puis sur le ventre, les flancs, le dos et le nombril des papules, que nous constatons aujourd'hui et qui ne provoquèrent aucune démangeaison.

10 janvier. *Etat actuel.* — On remarque à la base du gland, à droite et à gauche de la partie médiane à la face dorsale de la verge et séparées par 1 centimètre à peu près de la muqueuse saine: deux plaies; celle de gauche s'étend depuis le repli du prépuce jusqu'à 1 centimètre en avant de la couronne du gland, en faisant une entaille profonde au moins de 8 millimètres, à bords taillés à pic et à fond grisâtre et grumeleux. Le prépuce à ce niveau est induré et présente un bourrelet qui est moins dur que celui du côté droit. En effet, à ce niveau, nous voyons une ulcération de la largeur de 1 centimètre taillée en biseau et très-peu profonde; le fond de cette ulcération est induré et a un aspect lisse. Le prépuce, qui s'insère à ce niveau, est fortement induré et présente l'aspect d'un bourrelet cartilagineux. A la palpation, on a la sensation qu'on aurait à presser le bourrelet de l'oreille. Cette ulcération à droite ne donne presque pas de pus, tandis que celle qui est à gauche donne du pus grisâtre en abondance.

Dans l'aine droite, on sent au niveau de l'arcade fémorale et suivant cette arcade dans une longueur de 8 centimètres des ganglions indolentes, roulant sous le doigt au nombre de 4 ou 5, de la grosseur d'une petite noisette, et dirigés transversalement de

dehors en dedans ; au-dessous se trouve un autre ganglion superficiel de la grosseur d'une amande et fluctuant.

Dans l'aine gauche, on trouve une masse compacte de la grosseur d'un œuf, masse dure, résistante, ne donnant aucunement la
sensation de fluctuation (entrecroisement des lymphatiques).

En outre, nous remarquons disséminées sur tout le corps et
plus confluentes sur le tronc, des papules de la grosseur d'une
lentille, faisant relief sous la peau, et arrivant à des degrés différents d'évolution, les unes sont roses et disparaissent presque sous
le doigt, les autres sont recouvertes d'une petite écaille, quelques-
unes, enfin, sont ombiliquées, et suivant que la croûte furfuracée a
disparu ou non, elles offrent un aspect différent. Celles qui ont
encore leur épiderme ont l'aspect d'une pustule de variole
desséchée, celles qui n'ont plus leur écaille offrent au centre un
point foncé, autour duquel se trouve une surface lisse, polie,
brillante, entourant ce petit point, laquelle est entourée à son
tour d'une autre zone paraissant former relief et ayant un aspect
jaune cuivré. Quelquefois cette dernière zone est recouverte d'épiderme formant squame. La desquamation a lieu du centre à la
périphérie, et c'est ce qui nous explique l'aspect lisse du centre
et le bord blanchâtre qui est l'épiderme soulevé.

Au front existe la couronne de Vénus ; enfin, dans le cuir
chevelu on constate quelques croûtes ; ganglions cervicaux postérieurs et mastoïdiens ; pas de ganglions épitrochléens. Pas de céphalée, pas de douleurs ostéocopes ; mais le malade, en outre des
douleurs lombaires dont il se plaint, présente au niveau du poignet gauche un gonflement douloureux et rouge. La pression et
les mouvements provoquent un peu de douleurs. Ce gonflement
du poignet existe à la face dorsale et à la face palmaire, mais à
la face dorsale ce gonflement et cette rougeur s'étendent un peu
sur le dos de la main. La pression provoque aussi un peu de douleur au niveau des métacarpiens, mais les doigts ne présentent rien
de particulier, si ce n'est une gêne dans leurs mouvements, occa-
sionnée par le gonflement de la face dorsale de la main. La gaîne
des extenseurs des doigts à ce niveau participe également à l'inflammation.

En outre de ces douleurs du poignet, le malade souffre de la
hanche droite, et quand il marche, il boite ; la pression à ce
niveau produit de la douleur, il n'y a aucune rougeur, aucun

gonflement. Les autres articulations ne présentent rien de particulier. — Rien au cœur. Pas de fièvre, bon appétit, langue très-belle.

Rien du côté des poumons.

Rien non plus à signaler du côté de la sensibilité générale et des organes des sens.

Traitement. — 2 cuillerées de liqueur de Van Swieten; pommade au calomel; bain.

Le 13. — Le malade a pris son traitement. La douleur de la hanche et du poignet est moins vive; il souffre seulement un peu la nuit.

Le poignet est moins gonflé; il exécute très-bien ses mouvements de flexion et d'extension.

Le 15. Va mieux, pas d'autres articulations prises. Toujours pas de fièvre, rien au cœur.

Le 18. Le gonflement et la rougeur du poignet ont disparu, les mouvements sont redevenus libres; le malade ne boite plus, il se sent bien.

1er février. N'a pas eu de nouvelles manifestations articulaires, mais les ganglions de l'aîne gauche suppurent par place; il y a 4 ou 5 petits foyers gros comme une noisette qu'on a été obligé d'ouvrir, ces petits foyers ne communiquent pas entre eux.

L'éruption pâlit, il n'y a plus de papules avec leurs squames, chancres guéris; induration persistante.

État général bon.

Le 20. Rien de nouveau; va très-bien.

10 Mars. Sort aujourd'hui; la syphilide a disparu, il ne reste plus que des macules; à l'emplacement du chancre, il y a encore de l'induration. Se trouve très-bien portant, a engraissé.

Obs. II. — Sarcocèle syphilitique et arthrite subaiguë de l'articulation tibio-tarsienne droite avec synovite tendineuse des extenseurs des orteils du même côté.

Le nommé R..., âgé de 29 ans, serrurier, entrait le 26 décembre 1873, à la salle Ange-Gardien, n° 9, service de M. Oulmont.

Cet homme, qui est d'une forte constitution, s'est toujours très-bien porté jusqu'ici, il ne se rappelle pas avoir été malade.

Aucune manifestation rhumatismale jusqu'alors, aucune fièvre éruptive étant jeune, n'a pas eu la danse de Saint-Guy non plus.

Sa mère est morte, elle était rhumatisante.

Son père vit encore et se porte très-bien, ainsi que ses frères et sœurs.

Bonne nourriture, bonne hygiène, excès vénériens de temps en emps.

Il y a deux ans, cet homme eut un chancre induré suivi d'accidents secondaires, pour lesquels il fit un traitement spécifique pendant huit semaines ; depuis cette époque, il ne fit aucun traitement.

Vers le 15 décembre, ce malade ressentit quelques douleurs sourdes dans le testicule gauche et il le vit bientôt augmenter de volume. Quelques jours après, il ressentit une douleur dans le cou-de-pied droit, et s'aperçut bientôt que cette articulation gonflait. Le gonflement et la douleur allant en augmentant, le malade tse décida à entrer à l'hôpital et voici dans quel état nous le voyons aujourd'hui.

27 décembre. *Etat actuel.* — Homme grand, fort, bien musclé, ne présentant aucune éruption sur le corps.

L'articulation tibio-tarsienne droite est gonflée, rouge et douloureuse, la rougeur s'étend au-dessus et au-dessous du ligament annulaire de l'articulation. Au-dessus de ce ligament, elle remonte à trois travers de doigt le long du jambier, de l'extenseur commun des doigts et de l'extenseur propre du gros orteil. En arrière de la malléole externe, le long des péroniers, la rougeur remonte un peu plus haut ; au-dessous du ligament, cette rougeur s'étale à la face dorsale du pied jusqu'au niveau des orteils, ceux-ci ne sont ni gonflés ni rouges. Cette rougeur de toute la face dorsale des pieds et de l'articulation tibio-tarsienne va graduellement en diminuant d'intensité au-dessus et au-dessous de l'articulation de la jambe avec le pied. La peau est très-tendue, il y a même un peu d'œdème au niveau de l'articulation tibio-tarsienne ; l'impression des doigts persiste, la dépression normale derrière la malléole externe est très-peu accentuée ; on ne sent pas cependant de fluctuation à ce niveau. Les malléoles paraissent augmentées de volume à cause de l'empâtement qui y existe, la pression sur ces extrémités osseuses ne produit pas de douleur, les mouvements provoqués de l'articulation tibio-tarsienne sont un peu douloureux, il y a de plus des douleurs spontanées à ce niveau, et ces douleurs sont plus accusées la nuit. La température perçue à la main de cette partie phlogosée est plus élevée que celle du côté opposé, mais il n'existe pas de phénomènes généraux. Le malade n'a pas de fièvre. Hier, il marchait encore, et il nous affirme que le gonflement était presque nul et que la rougeur et la douleur étaient bien moins vives qu'aujourd'hui. Pour expliquer cette rougeur et ce gonflement, le malade met tout sur le compte de la fatigue qu'il ressentit hier. Il resta debout depuis neuf heures du matin jusqu'à trois heures de l'après-midi exposé au froid.

Si nous recherchons du côté des autres articulations, voici ce que nous trouvons et ce que nous apprend le malade.

Il y a trois mois, il eut quelques douleurs dans le genou gauche en même temps qu'un gonflement de celui-ci, mais il n'y eut pas de rougeur, on trouve en ce moment que la rotule est un peu soulevée et que les tissus périarticulaires sont moins souples que du côté opposé; quelques craquements dans les mouvements; aucune autre articulation prise.

Le testicule gauche est uniformément tuméfié et ne forme qu'une seule masse avec l'épididyme. Il a la forme d'une poire dont la grosse extrémité est en bas. La pression provoque une douleur très-légère; le malade y éprouve un sentiment de pesanteur, mais pas d'élancements. Ce gonflement est survenu il y a un mois environ.

Traces de syphilides ulcéreuses autour du front au coin externe de l'œil gauche; plaques muqueuses sur la conjonctive.

Les pupilles sont égales, mais la gauche paraît avoir une coloration plus foncée, elle n'est pas irrégulière; pas de trouble de la vision.

Pas de céphalée en ce moment; le malade en a éprouvé il y a trois mois, alors qu'il avait son hydarthrose du genou.

Par de troubles de la sensibilité sous toutes ses formes.

Pas de douleurs ostéocopes; pas de d'ostéo-périostites; rien sur les clavicules, tibias et radius. Quelques ganglions cervicaux postérieurs, durs et indolents.

Rien à signaler du côté du tube digestif; très-bon appétit.

Les battements du cœur sont très-réguliers, il n'y a aucun bruit anormal.

Rien à signaler non plus du côté des poumons. Les urines ne présentent ni sucre ni albumine.

Traitement : 2 pillules de proto-iodure de mercure de 3 centigr., 4 gr. d'iodure de potassium; aucun traitement local.

Le 28. Le pied est moins gonflé aujourd'hui ; il n'y a presque plus d'œdème ; c'est surtout de la tension de la peau qui existe ; la rougeur est la même qu'hier.

Le malade est resté au lit toute la journée, la douleur est très-peu vive. La pression et les mouvements provoqués sont presque insensibles. Quelques douleurs la nuit. Les mouvements sont plus pénibles le matin que dans la journée.

Toujours pas de fièvre ; accident tout local ; rien au cœur.

Le 30. La rougeur a notablement diminué ; la suffusion séreuse ou œdémateuse a disparu, l'empreinte des doigts ne persiste plus, les dépressions derrière les malléoles sont plus accentuées. Derrière la malléole externe on constate de la fluctuation dans la gaîne des péroniers ; il y a manifestement de la synovite tendineuse, décrite par M. Verneuil et M. Fournier. Sur la face dorsale du pied on ne peut constater de fluctuation ; quand on presse tout autour de l'articulation tibio-tarsienne, on provoque encore un peu de douleur, tandis que les mouvements de cette articulation sont presque insensibles.

Le testicule paraît être dans le même état. Toujours aucun phénomène général. Bon appétit, aucun bruit anormal au cœur.

Le 9 janvier. Il n'y a plus aucune rougeur autour de l'articulation et le long de la gaîne des tendons. La fluctuation signalée derrière la malléole externe n'existe plus.

Les mouvements s'effectuent très-bien, sans douleur, et l'empâtement des tissus péri-articulaires a disparu.

Le testicule a beaucoup diminué ; le sentiment de pesanteur que ressentait le malade a disparu ; le genou ne contient plus de liquide, mais il y a toujours quelques craquements ; ils paraissent moins nombreux, et le malade lui-même nous en fait la remarque.

On continue le traitement spécifique.

Le 3 février. J'apprends par mon collègue et ami, M. Poyet, que ce malade est sorti depuis huit jours à peu près, ne présentant plus rien du côté de son articulation. Son testicule était presque revenu au volume de l'autre.

Obs. III (due à la bienveillance de M. le Dr Thibierge. — Arthrite tibio-tarsienne gauche consécutive à une entorse légère chez un syphilitique.

20 septembre 1868. M. X..., âgé de 29 ans, vint me consulter pour une ulcération grise, taillée à pic, à base dure, de la largeur

de 50 centim., siégeant sur le gland. Engorgement des ganglions inguinaux.

—Vin aromatique; 2 pilules de proto-iodure de mercure à 0 gr. 25; cautérisation au nitrate d'argent.

15 octobre. L'ulcération est guérie. L'induration persiste. M. X... doit continuer le traitement spécifique.

2 novembre. M. X... vient me consulter, il a suspendu le traitement depuis quelques jours, il a de la courbature, de la fièvre; le gland est rouge. Érosion de la cicatrice fermée le 15 octobre. Une nouvelle ulcération s'est montrée dans le sillon balano-préputial. — Pilules de proto-iodure de mercure; vin aromatique.

Du 9 novembre au 4 décembre, le malade vient voir deux fois avec moi M. Cullerier. Malgré le traitement au proto-iodure, pilules de tartrate de fer et de potasse, pansements avec pommade au calomel, cautérisation au nitrate d'argent; des ulcérations se montrent sur les amygdales, le pilier gauche du voile du palais et en même temps les ulcérations du gland s'étendent, deviennent grises, et s'indurent en revêtant de plus en plus l'aspect de chancres. Une nouvelle ulcération de même aspect se forme dans le sillon balano-préputial. Nombreux ganglions inguinaux. Quelques traces de syphilides se montrent sur divers points du corps. L'état général st un peu meilleur qu'aux premiers jours de novembre.

4 décembre. Le malade a de la fièvre (100 pulsations). M. Fournier est appelé en consultation; il diagnostique :

Accidents secondaires; lymphangite ulcéreuse du gland; ulcération de la gorge; syphilides disséminées.

Sur l'avis du Dr Fournier il est prescrit :

Bains locaux émollients; grands bains, de deux jours l'un, gargarisme émollient; 5 centig. de proto-iodure de mercure par jour; 1 gr. d'iodure de potassium par jour; pilules de tartrate ferrico-potassique.

Après quatre jours de ce traitement avec repos, aliments légers, un purgatif, la fièvre tombe, les plaies du pénis se détergent, les ganglions inguinaux diminuent.

22 décembre. Les plaies snot sensiblement améliorées, sauf celle qui est sise près du frein. —Cautérisation avec de la teinture d'iode ; proto iodure, 7 centigr.; iodure de potassium, 1 gr. 50 par

15 janvier. Les syphilides du corps s'effacent. L'ulcération du voile du palais est presque guérie. Une seule ulcération du gland

persiste; les ulcérations du gland ont beaucoup perdu de leur résistance.

2 pilules de tartrate ferrico-potassique par jour; 2 gr. d'iodure de potassium; proto-iodure de mercure, 10 centigr.

13 février. M. X... n'a plus que de l'épaississement du sillon balano-préputial. Traitement suspendu jusqu'au 1ᵉʳ mars. Est repris pendant deux mois, mars et avril; est suspendu de nouveau pendant le mois de juin, et repris le mois d'août. Au commencement d'août, qnelques pustules avaient apparu sur le tronc, dans les cheveux et la barbe.

Pendant les années 1869 et 1870 la santé de M. X... demeure très-bonne. Il ne prit aucun traitement.

Au commencement de mai 1871, M. X... qui n'a jamais eu de rhumatisme, se trouvait à la campagne; il fait un faux pas et contracte une entorse légère tibio-tarsienne gauche, qui fut soignée régulièrement par le médecin de la campagne. Le 1ᵉʳ juin 1871, je vois M. X..., il me raconte qu'il a une entorse datant de quinze jours, que la marche est douloureuse, qu'il y a douleur en posant le pied par terre. Autour de l'articulation il y a un léger empâtement peu douloureux au toucher, la marche est pénible. Quoique je ne constate aucune poussée syphilitique nouvelle, je conseille l'usage de préparations iodées, des bains sulfureux et des douches de même nature. Les bains et les douches furent pris, mais il n'en fut pas de même des médicaments iodurés.

23 juillet 1871. M. Fournier et moi, nous voyons le malade, et nous constatons un léger empâtement autour de l'articulation tibio-tarsienne avec marche douloureuse. Pas de traces de syphilides. Nous conseillons un séjour de trois semaines à Aix (Savoie), sous la direction du Dʳ Legrand. M. Legrand m'écrit le 15 août 1871. M. X... a supporté très-vaillamment le traitement le plus énergique de nos thermes, il n'a eu aucune manifestation syphilitique. Au retour, tout empâtement articulaire a disparu; il reste un peu de gêne dans la marche, surtout au départ. Cette gêne s'éteignit dans le courant de l'hiver suivant, pendant lequel le malade se ménagea et prit quelques douches sulfureuses.

§ 2. — *Arthrites hypercriniques ou hydarthroses.* — Cette forme d'arthrite succède rarement à la forme précédente. Elle débute lentement, sourdement et n'est annoncée le plus souvent par aucune douleur. C'est lorsque l'épanchement est constitué et assez considérable pour empêcher la marche, que le malade vient consulter le médecin. Ce mode de début est très-manifeste dans l'observation V.

On ne signale aucune rougeur des téguments ; la température de l'articulation, appréciée à la main, n'est pas augmentée.

Dans les deux observations que nous rapportons, l'épanchement articulaire est arrivé trois ans après l'accident primitif. On pourrait considérer cette manifestation syphilitique comme un accident de transition au même degré que l'iritis, par exemple ; cependant nous ne pouvons être le défenseur de cette opinion, d'autant plus que M. Fournier nous a montré que cette hydropisie articulaire était survenue dans les cas qu'il avait observés, en pleine éruption secondaire et que la marche de l'hydropisie de ses malades était tout à fait semblable aux nôtres. Faudrait-il admettre deux variétés différentes d'hydarthroses ayant une marche spéciale, suivant l'époque à laquelle elle se montre ? Cette subdivision ne nous paraît pas rationnelle, puisque les symptômes cliniques sont à peu près les mêmes et que l'évolution de l'épanchement ne présente rien de particulier. La guérison de tous ces cas, en effet, a été obtenue promptement par les mercuriaux ; nous devons cependant retenir ce fait, que cet accident peut se présenter à deux époques assez éloignées l'une de l'autre.

Le genou est l'articulation de prédilection de cette sorte d'arthropathie ; dans nos deux observations, cette arthrite fut le siége de cette hydropisie. M. Fournier fait remarquer également que c'est au genou, presque exclusivement, qu'on rencontre cette variété d'arthropathie.

La guérison ne se fait pas habituellement attendre quand on reconnaît la nature spécifique de la maladie, mais consécutivement à la disparition de l'épanchement et même pendant que l'épanchement existe on observe des craquements qui peuvent persister plus ou moins longtemps, c'est ce que nous constatons dans l'observation IV. Quand on ne reconnaît pas la nature de cette hydarthrose, il est possible que la synoviale acquière un certain épaississement et que sous l'influenee d'une cause oecasionnelle insignifiante elle sécrète de nouveau de la synovie et s'épaississe encore, et devienne ainsi la source d'une variété de tumeur blanche syphilitique, à laquelle M. Richet a donné le nom de synovite. Cet auteur a fait remarquer, en effet, que les synovites syphilitiques présentaient des intermittences dans l'évolution de leurs symptômes cliniques et nous verrons plus loin, quand nous parlerons de cette variété d'arthropathie, que les malades qui font le sujet de nos observations ont présenté à plusieurs reprises différentes des épanchements articulaires assez abondants, dont la nature étiologique a toujours été méconnue.

Les symptômes objectifs de cette variété d'arthrite ne présentant rien de particulier, le diagnostic de l'hydarthrose syphilitique ne peut être fait que par exclusion et en s'aidant des commémoratifs. Quand ceux-ci manquent, le traitement seul est souvent la pierre de touche. La guérison a lieu généralement au bout d'une quinzaine de jours. Cette guérison est bien plus rapide que dans les cas d'hydrarthrose simple.

D'après ce que nous venons de dire, nous voyons que le pronostic est favorable si toutefois la nature de l'hydropisie est reconnue et combattue par des spécifiques, mais nous devons faire une réserve pour les cas qui ne sont pas traités, ils pourraient peut-être, comme je l'ai dit plus haut, être le point de départ d'une tumeur blanche. Il en est de cet accident comme de tous les accidents syphilitiques qui, lorsqu'ils ne sont pas traités, peuvent amener des désordres irréparables.

Le traitement consistera dans l'administration des pilules de proto-iodure de mercure ou de sirop de bi-iodure de mercure, suivant l'époque à laquelle se produira l'accident articulaire. S'il se produit dans les premiers mois de la syphilis, les pilules de proto-iodure ou la liqueur Van Swieten peuvent seuls être administrées, mais s'il se déclare plusieurs années après l'accident, comme chez nos malades, il sera utile d'avoir recours au sirop de Gibert. Le traitement local consistera surtout dans la compression méthodiquement faite avec de l'ouate et une bande, c'est un bon moyen pour faciliter la résorption du liquide. Le repos au lit n'est pas nécesaire. Ainsi, chez nos deux malades, il n'y eut ni traitement local, ni repos au lit et malgré cela, la guérison ne se fit pas attendre, ce qui prouve bien encore la nature spécifique de cette arthrite.

Obs. IV. — Syphilide papulo-squameuse. — Hydarthrose syphilitique du genou gauche. — Guérison par le sirop de Gibert.

Le nommé Jules B..., âgé de 27 ans, homme de peine, entre le 28 mai 1872, salle 6, n° 1, à l'hôpital du Midi, dans le service de M. Mauriac.

Cet homme eut un chancre infectant il y a trois ans. Il entra dans le service de M. Liégeois. A cette époque, on lui fit 70 injections hypodermiques de sublimé. Huit mois après il rentre dans le service de M. Mauriac, où il prit 2 pillules de proto-iodure de mercure de 3 centigr. chacune par jour pendant six semaines. Il avait à cette époque-là des plaques muqueuses à la bouche et à l'anus, mais pas d'éruption.

Le 29 mai. Aujourd'hui il rentre dans le service pour une éruption psoriasitique qu'il a depuis trois mois. Il présente des papules squameuses, assez confluentes sur les bras et les membres inférieurs, tandis qu'au tronc elles sont très-discrètes ; des plaques muqueuses aux lèvres, aux joues, sur la langue et sur les conjonctives, ainsi qu'à l'anus.

Croutes dans les cheveux et ganglions cervicaux postérieurs engorgés.

Laryngite. La voix est tout enrouée. Ce malade dit avoir cette complication depuis le commencement de sa maladie.

Courbature générale, insomnie, agitation, rêvasseries la nuit ; ce malade, qui est buveur, voit dans ses rêves des animaux, des précipices, etc.

Douleurs dans les masses sacro-lombaires, douleurs aussi surtout la nuit dans les genoux et les épaules ; dans l'épaule droite on perçoit quelques craquements, mais il n'y a pas d'épanchement, on ne constate rien de semblable dans l'épaule gauche. La rotule du genou gauche est fortement soulevée, le choc contre les condyles du fémur est très-manifeste ; un peu de gêne dans les mouvements, vu la tension du genou, mais pas de douleur vive ; cette articulation même est moins douloureuse que les autres, qui ne sont pas le siége d'épanchement. Aucune coloration à la peau qui entoure le genou hydropique.

Céphalée fronto-pariétale assez marquée le soir.

Traitement : deux cuillerées de sirop de biiodure de mercure par jour, gargarisme au chlorate de potasse, bains sulfureux 3 degrés.

Le 10 juin. Ce malade sort aujourd'hui ; les papules sont affaissées et presque plus apparentes, les squames ont disparu, il n'y a plus de plaques muqueuses à la bouche et à l'anus.

L'épanchement du genou a complètement disparu.

Les culs-de-sac synoviaux ne font plus la saillie qu'ils faisaient ; les dépressions normales de chaque côté de la rotule sont aussi apparentes que celles du côté opposé, mais nous constatons dans cette articulation quelques frottements ; nous ne percevons aucun épaississement soit de la synoviale, soit des tissus périarticulaires.

Obs. V. — Plaques muqueuses : bouche, anus, pieds, depuis un mois.
Paraît avoir eu en 1869 un chancre infectant à la bouche. — Hydarthrose du genou droit. — Guérison. Traitement : pilules de proto-
iodure de mercure.

Le nommé D... Ferdinand, gardien de la paix, entre le 13 septembre 1872, salle 8 n° 29, à l'hôpital du Midi, dans le service de
M. Mauriac.

Cet homme dit s'être toujours très-bien porté jusqu'en 1869.
Il n'eut ni rhumatisme ni blennorrhagie. En 1869, pendant qu'il
était en mer, il fut pris d'un violent mal de gorge et d'un bouton
placé à la lèvre inférieure que le major de la frégate brûlait de
temps en temps avec le nitrate d'argent. Au bout de six semaines,
il vit apparaître des plaques muqueuses à l'anus. Il ne fit aucun
traitement spécifique pour cela, et malgré tout, ces plaques disparurent au bout de plusieurs mois.

Depuis 1869, il eut souvent des maux de gorge et des maux de
tête violents qui l'empêchaient quelquefois de dormir la nuit.
Enfin, un mois avant son entrée à l'hôpital, il vit de nouveau des
plaques muqueuses apparaître à l'anus, à la verge, à la bouche
et aux pieds, et se décida à venir réclamer nos soins.

Voici dans quel état nous le trouvons le 14 septembre : Outre les
plaques muqueuses que nous venons de signaler, nous voyons
disséminées sur le corps quelques papules squameuses, et nous
constatons au genou droit un épanchement assez considérable.
Les culs-de-sac sous-tricipitaux sont fortement soulevés, ainsi que
la rotule qui est distante des condyles de plus de 1 centimètre ;
c'est par hasard que nous aperçûmes cette hydarthrose en dé-
couvrant le malade, car cet homme n'appelait nullement notre attention de ce côté. Il ne souffre pas là, dit-il, mais bien dans les
membres, et il nous montre la masse musculaire. Malgré l'épanchement assez prononcé qui existe, la marche est facile, le malade
éprouve seulement un peu de gêne. Les autres articulations ne
présentent rien de particulier.

Traitement : 6 centigr. de protoiodure d'hydragyri par jour
en deux pilules ; gargarisme au chlorate de potasse ; bains.

Le 1er octobre. Les plaques muqueuses ont presque toutes
disparu. Il y en a encore quelques-unes à la bouche qui sont
entretenues par la cigarette ; en effet, ce malade fume malgré nos
réprimandes.

L'hydarthrose du genou à considérablement diminué.

Le 14. Sort aujourd'hui guéri de ses plaques muqueuses et de son hydarthrose. Pas de craquements.

CHAPITRE III.

DES ARTHROPATHIES DANS LA TROISIÈME PÉRIODE.

Les arthropathies, dans cette période de la syphilis, ont reçu le nom de tumeurs blanches. Leur étude ne remonte véritablement qu'en 1853, époque à laquelle M. Richet fit paraître un mémoire sur les tumeurs blanches en général et sur les tumeurs blanches syphilitiques en particulier (1). Avant lui Swediaur, Astruc, Fabre, Babington, etc., avaient parlé des ankyloses possibles à la suite de la syphilis, mais ils n'avaient pas fait une étude approfondie de cette question. Dans les ouvrages classiques de pathologie externe, dans tous les articles où il est question de tumeurs blanches, au paragraphe *étiologie*, on met la syphilis sur le même rang que la scrofule et la tuberculose, mais on n'assigne pas une marche spéciale à cette variété d'arthrite. Dans l'esprit de la plupart des auteurs qui font figurer la syphilis comme cause étiologique de la tumeur blanche, la débilité de la constitution, l'hecticité du sujet entrent seuls en jeu ; la syphilis pour eux est une cause prédisposante de cette affection et non une cause efficiente. Cette idée est encore très-répandue aujourd'hui même et nous nous estimerions très-heureux si les faits nouveaux que nous rapportons et qui viennent à l'appui de la thèse

(1) Richet. Mémoire sur les tumeurs blanches et Mém. de l'Acad. de médecine. Paris, t. XVII, 1853.

Voisin.   4

de M. Richet, venaient à dissiper les doutes de ceux qui ne reconnaissent aucune influence locale de la syphilis sur les maladies articulaires. Pour le célèbre professeur de l'Hôtel-Dieu, la vérole attaque tantôt primitivement la synoviale, tantôt les extrémités osseuses et de là l'inflammation se propage à l'articulation, d'où deux grandes classes d'arthrites : les *synovites* et les *ostéites articulaires*.

Quoique le plus ordinairement, tous les éléments qui concourent à la formation de l'articulation, soient atteints par le virus spécifique, dans les cas qui se présentent à notre observation à cette période de la syphilis, et que nous ayons plutôt des stades de progrès de la maladie que des variétés réelles à constater, nous maintiendrons cette division pour la facilité de l'exposition du sujet et parce que, suivant le mode de début de l'affection, nous assistons à des symptômes cliniques un peu différents. Il ne nous a pas été donné de faire des autopsies d'arthrites à cette période de la maladie, mais en considérant les symptômes observés par M. Lancereaux du vivant de la malade d'une part, et en comparant d'autre part les lésions anatomiques qu'il trouva à l'autopsie de ce même sujet, nous sommes en droit d'interpréter les symptômes que nous constatâmes chez nos malades, symptômes que l'anatomie topographique nous faisait déjà interpréter et qui avait permis à M. Richet de donner un tableau très-net des lésions produites par cette affection.

Anatomie pathologique. — Nous rapporterons ici les lésions anatomiques que M. Lancereaux découvrit chez la malade dont il fit l'autopsie et nous mentionnerons ensuite les symptômes physiques que nous rencontrâmes chez nos malades :

« Le tissu cellulaire sous-synovial, dit-il, et le tissu fibreux sont le siége d'un néoplasme qui ne diffère, ni par sa coloration, ni par sa composition histologique des productions syphilitiques du tissu cellulaire sous-cutané et de celles des viscères. Des masses jaunes élastiques, un peu molles, sèches, situées de chaque côté du ligament rotulien, et dans l'espace qui sépare ce ligament de la membrane synoviale, ont atrophié et transformé une partie du peloton adipeux ; tapissées par la membrane séreuse d'une part, elles sont d'autre part recouvertes par la portion du ligament rotulien qui ne participe pas à l'altération ; de chaque côté de ce ligament elle font saillie sous les toiles fibreuses ou celluleuses qui passent en avant de l'articulation. La membrane synoviale n'est pas sensiblement lésée, mais les cartilages sont secondairement érodés en plusieurs endroits et c'est aussi sans doute à la suite de l'irritation de la membrane synoviale que s'est produit l'épanchement séreux articulaire » (1).

Dans les observations de M. Richet, ainsi que dans celles que nous rapportons, on a constaté, indépendamment d'un épanchement assez considérable dans l'articulation, une synoviale épaissie par place, présentant de véritables plaques indurées, donnant la sensation de plaques cartilagineuses. Ces plaques ayant une étendue variable de 1 centimètre à 1 centimètre et demi de surface, diminuent bientôt d'étendue sous l'influence du traitement spécifique et sont remplacées par de petits grains qui donnent la sensation de grains d'amidon. Ces petits grains paraissent dus à une segmentation de ces plaques qui siégeraient, d'après M. Lancereaux,

(1) Lancereaux. Traité de la syphilis, 2e édit., Paris, 1874, p. 207.

dans le tissu cellulaire sous-synovial. En dehors de la synoviale existent manifestement des corps mollasses plus ou moins volumineux siégeant soit de chaque côté des ligaments rotuliens, soit dans les culs-de-sacs sous-tricipitaux, roulant un peu sous les doigts et disparaissant également sous l'influence du traitement spécifique. Ces corps mollasses doivent être dus à du tissu gommeux vu le siége qu'ils présentent dans nos observations, la sensation qu'ils nous ont donnée à la palpation, la marche qu'ils ont suivie et la ressemblance en tout point à ceux que M. Lancereaux avait constatés du vivant de sa malade et que l'histologie lui a montré plus tard être formés de tissu gommeux.

Indépendamment de ces lésions du côté de la synoviale et du tissu cellulaire sous-synovial, nous constatâmes des lésions du côté des extrémités osseuses articulaires qui n'existent que dans la deuxième variété de tumeurs blanches admise par M. Richet. Dans l'observation VII, le fémur présentait des tubérosités anormales, tubérosités dues sans doute à de l'ostéo-périostite. Toutes les extrémités osseuses qui concouraient à former l'articulation dans un seul cas (obs. VI), étaient gonflées, tandis que dans toutes les autres observations, quelques parties seulement de ces extrémités osseuses paraissaient malades. Dans les cas relatés par M. Richet, une seule extrémité osseuse, le fémur, était uniformément gonflé. L'autre os qui concourait à l'articulation n'a jamais été malade, c'est un fait sur lequel l'éminent professeur de l'Hôtel-Dieu a attiré l'attention. Dans les obs. VII et XI, le fémur et le tibia présentaient chacun quelques saillies anormales. Dans les observ. VIII et IX, le cubitus et l'épitrochlée au niveau

de l'articulation présentaient chacun également un gonflement douloureux qui coexistait avec l'épaississement
de la synoviale. Ainsi, comme nous le voyons, d'autres
os que le fémur peuvent présenter du gonflement articulaire. Mais à quoi est dû ce gonflement : est-ce le
tissu osseux lui-même qui est atteint ou bien simplement son enveloppe fibreuse ? Nous pensons que ces
deux tissus ont été atteints simultanément et que nous
avons eu affaire à une ostéo-périostite circonscrite superficielle. L'examen histologique nous manque, en
effet, pour affirmer le fait, mais l'ensemble des symptômes qu'ont éprouvés les malades, c'est-à-dire, les
douleurs nocturnes, le gonflement très-dur et allongé
de l'extrémité osseuse, sont en faveur de l'opinion que
nous émettons.

La rotule dans toutes les observations où l'articulation du genou était malade, était augmentée de volume
elle mesurait un centimètre à peu près de plus, en
largeur que celle du côté opposé. Les auteurs qui ont
rapporté des cas d'arthrites syphilitiques n'ont pas, que
je sache, signalé ce fait. Cet élargissement de la rotule,
a déjà été signalé depuis longtemps dans les cas d'hydarthroses, et est dû sans aucun doute à une ostéite
hypertrophiante du genre de celle que nous avons constatée du côté des extrémités osseuses articulaires. Nous
ne pouvons répéter ici que ce que notre illustre maître,
M. Gosselin a déjà professé dans ses leçons cliniques à la
Charité : « Cette ostéite condensante dit-il, ne se montre
que sur des sujets non scrofuleux et par conséquent
non prédisposés à l'arthrite fongueuse suppurante (1).

(1) L. Gosselin. — Clinique chirurgicale de l'hôpital de la Charité.
Paris, 1873. Voyez maladies des articulations.

Cet élément nous servira beaucoup quand nous discuterons le diagnostic.

Dans quel état étaient les cartilages articulaires dans nos observations?

Si nous nous rapportons aux symptômes cliniques que présentaient nos malades, nous pouvons affirmer qu'ils étaient altérés. En effet nous percevions très-manifestement des craquements articulaires, toutes les fois que les malades exécutaient des mouvements; or nous savons que ces craquements sont dus en majeure partie au dépoli des surfaces cartilagineuses. D'un autre côté si nous consultons l'état des cartilages chez le sujet dont M. Lancereaux fit l'autopsie et qui présentait également des craquements articulaires, nous trouvons signalée l'érosion des cartilages. Cet état maladif des cartilages a-t-il été le point de départ de la maladie articulaire? Non assurément. Nous savons, en effet, que les lames de cartilages d'encroutement, qui ne se nourrissent qu'aux dépends du plasma fourni en partie par les vaisseaux de la synoviale et eu partie par ceux des ligaments et non par ceux de la lamelle osseuse sous-jacente, n'offrent généralement de modifications anatomiques qu'autant que les tissus voisins sont lésés. Il n'en est pas de même des cartilages recouverts de périchondre, ceux-là peuvent être atteints primitivement. Les chondrites syphilitiques du larynx en font foi.

La peau et le tissu cellulaire sous-cutané, qui dans les observations d'arthrites relatives aux grandes articulations comme le genou et le coude, n'ont pas paru participer à l'inflammation, ont été atteints par le virus specifique au niveau des petites articulations des doigts et des orteils. Dans certains cas rapportés par M. Taylor, la peau était de plus très-violacée par le fait d'obstruction veineuse. Dans notre observation X, relative à l'arthrite temporo-maxillaire, le tissu cellulaire sous-cutané était également engorgé, œdémateux.

Symptomatologie.—Ces arthrites de la troisième période ont pour habitude de se concentrer, de se localiser dans une région plus ou moins circonscrite; aussi voyons-nous le plus souvent une seule articulation malade tandis qu'à la période primitive et secondaire les manifestations articulaires sont multiples et généralisées comme les syphilides de cette période.

Le genou est l'articulation qui fut le plus fréquemment le siége de cette variété d'arthrite. L'étendue de ses surfaces articulaires, la pression à laquelle il est soumis sont des causes prédisposantes à ce genre d'inflammation comme pour la blennorrhagie et le rhumatisme. D'autres articulations cependant peuvent être envahies ; aussi nous rapportons deux cas où l'articulation du coude fut malade et un cas où ce fut l'articulation de la mâchoire du côté gauche. Dans les auteurs, nous trouvons signalées comme ayant été atteintes également, les articulations du poignet, du cou-de-pied, de la clavicule avec le sternum des vertèbres entre elles et enfin les articulations des doigts et des orteils. L'articulation de la hanche en même temps que celle du genou fut malade, dans un cas rapporté par M. Richet.

L'époque précise à laquelle se développe ces arthrites chroniques n'est pas bien déterminée. La marche de leur évolution nous fait penser qu'elles débutent quelquefois dans la période secondaire, et que c'est parce qu'on n'a pas reconnu leur origine ou bien parce que

les malades n'ont pas eu recours aux soins médicaux,
que ces arthrites, par des poussées successives, à intervalles plus ou moins espacés, finissent par revêtir
l'aspect de tumeur blanche. Quoi qu'il en soit, ces arthrites
présentant les caractères anatomiques que nous avons
assignés plus haut, se montrent toujours à une époque
éloignée du début de l'infection (10 ou 15 ans en moyenne
après le début de l'accident primitif) et ont une marche
essentiellement chronique. Elles débutent sourdement,
lentement, ordinairement chez des personnes d'un certain âge et n'ayant pas les attributs de la cachexie syphilitique. Le malade éprouve une véritable tension dans
l'articulation et bientôt il s'aperçoit par la gêne de ses
mouvements, que son articulation est gonflée. L'épanchement dans l'articulation est généralement considérable et la fluctuation est toujours très-manifeste dans
certains points, malgré l'épaississement de la synoviale.
Le choc de la rotule sur le fémur est facilement perçu dans
les cas où il est question d'arthrite du genou. Cet épanchement s'est présenté à plusieurs reprises différentes,
à intervalles plus ou moins éloignés dans nos observations VI, VII, VIII et IX. M. Richet, dans son mémoire,
avait déjà attiré beaucoup l'attention sur ce fait, et cette
intermittence des accidents congestifs du côté de l'articulation a pour lui beaucoup d'importance, surtout au
point de vue diagnostique. Cette intermittence plus ou
moins longue dans l'apparition des symptômes hydropiques nous fait supposer, comme nous l'avons dit plus
haut, qu'un bon nombre de ces tumeurs blanches ont
pour origine les arthrites hypercriniques que nous
avons décrites dans le chapitre précédent. C'est peut-être
dans ces cas seulement que l'inflammation de l'articu-

lation doit porter le nom synovite. Quand au contraire la tumeur blanche a pour origine les os, peut-être ne présente-t-elle pas cette mobilité dans les symptômes hydropiques. Nos observations ne nous permettent pas d'affirmer ce fait.

En outre de cet épanchement articulaire, nous constatons que les tissus périarticulaires sont épaissis. La synoviale présente par place des plaques qui se modifient sous l'influence du traitement spécifique et le tissu cellulaire sous-synovial offre à notre observation de petites tumeurs mollasses que nous savons être des tumeurs gommeuses.

Les extrémités osseuses articulaires présentent toujours quelques modifications, ou bien ce sont de simples nodosités plus ou moins volumineuses que l'on perçoit, ou bien c'est un gonflement en masse de toute l'extrémité osseuse. Non-seulement un seul os de l'articulation présente cet aspect, mais encore tous les autres qui concourent à cet article peuvent présenter ces particularités. Toutes nos observations en sont des exemples frappants. La rotule ai-je déjà dit, dans tous nos cas d'arthrites du genou, présentait un élargissement d'au moins un centimètre.

La peau et le tissu cellulaire sous-cutané n'offrent généralement rien de particulier. On ne remarque pas cette rougeur diffuse et cet œdème ainsi que cette élévation de la température qu'on peut observer dans d'autres arthrites. Cependant nous devons faire observer que dans l'observation X, le tissu cellulaire sous-cutané était œdémateux. Nous devons peut-être rapprocher ce fait de celui que Taylor a observé pour l'inflammation des doigts et des orteils et mettre tout sur le compte du peu d'étendue de l'articulation et de son siége superficiel. En effet dans les cas de dactylite, le tissu cellulaire sous-cutané est plus ou moins œdémateux suivant la variété d'inflammation à laquelle on a affaire et la peau présente une coloration violacée due à l'obstruction veineuse. Il n'est pas rare non plus dans ces cas de constater de la mobilité latérale de l'articulation ainsi que des trajets fistuleux communiquant avec l'intérieur de l'article.

Ces grands désordres du côté des doigts amènent des troubles fonctionnels très-accusés, tandis que ceux-ci ont été peu accentués dans les cas que nous avons observés excepté toutefois pour le malade de l'observation XI qui fut traité pendant plusieurs années pour une arthrite fongueuse strumeuse et qui parvint à avoir une ankylose presque complète de son genou droit et une impotence très-grande de son genou gauche. Les autres malades de nos observations ont vaqué à leur travaux jusqu'au jour de leur entrée à l'hôpital. La malade de l'observation X, présentait un trouble fonctionnel assez grand ; elle ne pouvait ouvrir la mâchoire et manger que des bouillons et des potages. La grande quantité de l'épanchement articulaire est le plus souvent la cause de la gêne des mouvements. Dans les observations VII et VIII, elle a joué le principal rôle. D'autres fois c'est la contracture musculaire qui empêche l'extension du membre, comme dans l'observation IX où la contracture du biceps a empêché l'extension du bras. La douleur immobilise très-rarement le membre. En effet elle est peu vive et elle se fait plutôt sentir la nuit que le jour. Dans l'ostéo-synovite elle est plus intense que dans la synovite et les mouvements communiqués, dans ce cas, peuvent être douloureux. On ne signale pas dans cette variété d'arthropathie, comme dans les tumeurs blanches ordinaires, de douleurs dans l'articulation située au-dessous de celle qui est malade.

Indépendamment de ces symptômes locaux du côté des articulations, nous pouvons remarquer quelquefois sur les sujets des éruptions spécifiques ou des traces de ces éruptions comme chez les malades des observations VI, VII et XI, ou enfin des gommes sous-cutanées comme chez les malades des observations IX et X, et on doit même se demander si ces lésions cutanées ou sous-cutanées ne sont pas la cause de l'inflammation articulaire.

Les symptômes généraux sont presque nuls. Généralement il n'y a pas de fièvre, pas d'amaigrissement notable. Dans un seul cas, observation VII, le malade était très-amaigri et cet amaigrissement fit des progrès pendant le traitement spécifique pour disparaître bientôt après. Dans toutes les autres observations, le traitement antidiathésique ramenait les forces et donnait de l'embonpoint.

L'invasion de la maladie se fait généralement lentement, sourdement, mais dans quelques cas elle est brusque, rapide et débute par des douleurs rhumatoïdes, erratiques qui, après avoir parcouru plusieurs régions, se fixent définitivement sur une ou deux extrémités articulaires. Ceci arrive surtout dans l'ostéite articulaire, et c'est ce que signale M. Richet dans une de ses observations; mais quelquefois cependant cette ostéite survient lentement et ne s'établit définitivement qu'après des alternatives de va-et-vient qui présentent quelquefois des intermittences assez prononcées comme pour la synovite.

La *marche* de cette affection est variable suivant le tempérament et la constitution des sujets. Au bout de quelques mois généralement les accidents disparaissent après un traitement spécifique. L'ostéite articulaire, d'après M. Richet, aurait une durée un peu plus longue que la synovite, mais cette ostéite, non plus que la synovite qui l'accompagne, ne paraît avoir de tendance à la suppuration franche, ce qui la distingue complètement de l'ostéite simple. Quand la maladie a été convenablement traitée ou bien quand le malade ne vient pas éclamer trop tard nos soins, c'est-à-dire quand les tissus osseux et synoviaux n'ont pas été trop altérés, l'arthrite passe rapidement à la résolution. Cette resolution, dans certains cas, est très-accélérée par une maladie intercurrente, par l'érysipèle, par exemple, comme dans l'observation X. Ici se vérifient les faits énoncés déjà par notre excellent maître M. Mauriac, dans un article publié, en 1873, sur l'influence curative de l'érysipèle dans la syphilis (1).

Quelquefois cependant, on signale l'ankylose comme terminaison possible de cette arthrite. Notre observation XI en est un exemple. MM. Richet et Bumstead (2) en signalent chacun un cas. Dans les cas de dactylite rapportés par Taylor, les jointures ont quelquefois guéri, mais quelquefois aussi elles ont été

(1) Charles Mauriac. Etude clinique sur l'influence curative de l'érysipèle dans la syphilis. Adrien Delahaye ; Paris, 1873.

(2) J. Bumstead medical Times and Gaz. August., 1861, and the pathology and treatment of venereal diseases. Third edition. Philadelphia, 1870.

diversement altérées ; c'est ainsi qu'on voit les phalanges des doigts et des orteils, tantôt dans la flexion, tantôt dans l'extension forcée, tandis que dans d'autres cas encore, on observe, sur le même organe, la flexion dans une jointure avec extension dans un autre (cas de Volkman et de Taylor). Enfin, Coulson (1) signala une terminaison qui, heureusement, est une complication très-rare ; c'est l'ouverture d'une gomme suppurée dans l'articulation. Dans le cas rapporté par cet auteur, qui est relatif à l'articulation fémoro-tibiale, il s'ensuivit une suppuration de l'article qui nécessita une amputation, et le malade mourut, quelques jours après, des suites de l'opération.

Le pronostic de cette affection, on peut le dire avec raison, dépend de l'exactitude du diagnostic et, jusqu'à un certain point, de la période à laquelle elle est reconnue. Lorsque le diagnostic est juste et que, par suite, on a recours à un traitement approprié, on peut dire que le pronostic est favorable, car les lésions ultimes ne sont pas assez considérables pour amener l'abolition complète des fonctions. Mais si l'origine de l'affection est méconnue, le gonflement chronique des os, l'hydarthrose chronique des jointures avec crépitation, peuvent amener un chirurgien inattentif à prononcer un pronostic défavorable et peut-être à recourir, sans nécessité, à une opération. On a vu, en effet, que dans les observations rapportées par Follin, Richet et van Buren, plusieurs médecins avaient proposé une intervention chirurgicale qui, heureusement, fut repoussée et remplacée par une traitement spécifique qui amena une guérison relativement prompte. Enfin, on a à craindre,

(1) Coulson. The lancet, mars 1858. London.

ou une ankylose de l'articulation si on n'intervient pas assez tôt, comme dans l'observation XI, ou une issue semblable à celle que Coulson signale. A cause et pour ces raisons, nous devons rechercher, avec soin, toutes les causes qui peuvent nous induire en erreur ; c'est ce que nous allons essayer d'entreprendre dans ce qui va suivre.

Diagnostic. Le diagnostic de cette affection comporte plusieurs points à élucider. Il faut d'abord reconnaître l'arthrite, voir à quelle variété on a affaire, et ensuite rechercher avec quoi on pourrait la confondre.

On reconnaîtra une tumeur blanche syphilitique aux symptômes que nous avons énoncés plus haut, c'est-à-dire à l'existence d'un gonflement assez considérable de l'articulation occasionné par un épanchement avec épaississement de la synoviale, présentant par places des plaques indurées, à l'existence de petites tumeurs mollasses, situés sur les côtés des ligaments, aux exostoses des extrémités articulaires, à l'hydropisie intermittente, à l'existence de douleurs nocturnes, à la conservation des mouvements de cette articulation, au manque de réaction locale et de phénomènes généraux, à la marche lente de la maladie, à son peu de tendance à la suppuration, et enfin à sa guérison rapide par le traitement spécifique. On s'aidera également des commémoratifs et des autres symptômes diathésiques que le malade pourrait présenter. Quelquefois ce ne sera qu'après avoir exclu toutes les autres variétés d'arthrites qu'on portera son diagostic : tumeur blanche syphilitique, et très-souvent le traitement mercuriel ou iodique sera la seule pierre de touche.

On saura si la tumeur blanche a débuté par la syno-

viale en tenant compte du mode du début de la maladie.
Si le malade présente, à intervalles plus ou moins éloignés de l'épanchement articulaire, sans qu'on puisse
faire intervenir une cause traumatique, si, d'un autre
côté, il éprouve peu de douleur, et si l'épanchement
prime les autres symptômes, on sera en droit de penser
que la synoviale a été le point de départ de la maladie :
si, au contraire, le malade présente, pendant un certain
temps, avant l'épanchement articulaire ou en même
temps que lui, des douleurs nocturnes intenses, se
calmant le matin, et si, d'un autre côté, nous constatons
une extrémité articulaire gonflée avec épanchement peu
considérable, nous avons tout lieu de croire à une ostéo-
synovite. De même, pour la dactylite ; on diagnosti-
quera la variété sous-cutanée par le gonflement sous-
cutané, par le gonflement superficiel des doigts à la face
dorsale, par l'œdème et la coloration violacée de la peau,
et la variété osseuse ou périostique, par la douleur assez
vive du début de la maladie et l'apparition tardive des
symptômes de la première variété.

Quand l'épanchement articulaire est assez considérable, on peut confondre cette variété d'arthrite syphilitique avec l'hydarthrose chronique. Mais la présence de
plaques indurées dans la synoviale, de douleurs qui ne
surviennent que pendant le repos et que les mouvements
n'exaspèrent pas sensiblement, ainsi que de petites tumeurs mollasses dans les culs-de-sac synoviaux et
d'exostoses des extrémités osseuses articulaires, nous
fera éloigner l'idée d'hydarthrose simple qui ne s'accompagne généralement d'aucune modification appréciable
de la synoviale. Le diagnostic de celle-ci doit être surtout discuté avec l'arthrite hypercrinique que nous
avons décrite dans le chapitre précédent. Mais si nous

avons affaire à une hydarthrose, s'accompagnant d'élargissement de la rotule et présentant des noyaux indurés à la partie externe et supérieure de l'articulation, semblables à ceux signalés par Marjolin et Malgaigne, nous serons très-embarrassés pour porter notre diagnostic. On s'appuiera surtout sur les caractères de la douleur, sur les exostoses du fémur et du tibia, qui n'existeraient jamais dans les cas d'hydarthrose simple, et enfin sur les commémoratifs du malade qui aurait présenté, à une certaine époque des manifestations syphilitiques, tandis que dans l'autre cas, il aurait présenté des manifestations rhumatismales. Enfin, nous ferons remarquer, avec M. Richet, qu'un bon nombre d'hydarthroses, réputées simples et présentant des récidives, ne sont autres que des synovites syphilitiques, et que peut-être les cas observés par Marjolin et Malgaigne ne sont que des manifestations de même nature.

Les corps étrangers articulaires pourraient, au premier abord, s'imposer à un médecin inattentif, pour des tumeurs gommeuses extra-synoviales, que nous avons signalées comme existant dans presque toutes nos observations, mais la dureté et la mobilité de ce corps articulaire ainsi que l'absence des autres symptômes propres à l'arthrite syphilitique, c'est-à-dire l'épaississement particulier de la synoviale, les exostoses des extrémités osseuses, les caractères de la douleur et les commémoratifs du malade, nous mettent bientôt sur la voie du diagnostic. De plus, le mode de début et la marche de la maladie sont bien différents du début et de la marche de l'arthrite syphilitique. En effet, au lieu d'assister à un début lent, insidieux, et à une évolution graduelle, progressive de la maladie, comme cela arrive dans les cas de manifestations articulaires syphilitiques, nous voyons ici, au contraire, un début brusque et une terminaison rapide. Tout à coup le malade qui, le plus souvent, plusieurs années auparavant, avait reçu un traumatisme sur son articulation, est pris d'une douleur très-vive dans l'articulation qui l'immobilise complètement, et d'un épanchement articulaire plus ou moins prononcé, qui disparaissent au bout de quelques jours de repos, pour reparaître au moment où le malade s'y attendra le moins, au bout de quinze jours, un mois, ou plusieurs années.

L'arthrite sèche ou déformante, à son début, présente plusieurs points de ressemblance avec la synovite syphilitique par l'épaississement de la synoviale, l'existence d'épanchement articulaire, la présence de craquements, la conservation des mouvements, l'absence de phénomènes généraux, et son peu de tendance à la suppuration ; mais elle en diffère par une déformation particulière qu'elle imprime à l'articulation. En effet, que voyons-nous, par exemple, si la lésion siége à l'articulation fémoro-tibiale ? Le genou devient cagneux par le fait de l'usure du condyle externe du fémur, et présente, autour de lui, des stalactites osseuses qui proviennent, soit des épiphyses du fémur ou du tibia, soit de la synoviale, soit même des attaches musculaires. Ces stalactites, qui font saillie sous la peau, sont très-dures et ont des formes variées bizarres que ne présentent pas du tout les plaques indurées, cartilagineuses, que nous avons signalées dans l'arthrite syphilitique. Arrivée à ce degré, l'arthrite sèche ne peut aucunement être confondue avec l'arthrite que nous avons en vue; à plus forte raison ne le pourra-t-elle pas quand elle sera arrivée à un degré plus avancé, et présentera de la mobilité anormale avec de la subluxation. Aussi, nous ne nous attarderons pas plus longtemps à faire le diagnostic différentiel de ces deux affections, qui diffèrent encore entre elles par leur étiologie et leur marche. L'arthrite sèche, en effet, reconnaît le plus souvent pour cause la diathèse rhumatismale, et elle a une marche régulièrement progressive que ne modifie aucunement le traitement.

Le rhumatisme chronique, attaquant une seule articulation, pourrait être confondu avec l'arthrite syphilitique; mais nous aurons, pour nous guider, les antécédents du malade. Rarement le rhumatisme chronique existe d'emblée, presque toujours il est consécutif à une attaque aiguë. Dans ce cas, alors le diagnostic est facile. Mais supposons qu'il soit primitivement chronique, nous avons alors pour nous guider la coïncidence d'une affection cardiaque et l'absence d'antécédents syphilitiques. De plus, l'état de l'articulation nous fournira aussi quelques indices. Ainsi, on ne trouvera pas, du côté de la synoviale, les épaississements que nous avons signalés dans la tumeur blanche syphilitique, ainsi que les petites tumeurs gommeuses du tissu cellulaire sous-synovial. Le gonflement articulaire aura quelques intermittences et subira les influences de la température. Ainsi, quand le malade se sera exposé à un froid humide, on pourra voir survenir, en même temps que du gonflement, de la douleur et un peu de rougeur, ainsi qu'un peu de fièvre. Dans la tumeur syphilitique, on ne voit rien de semblable, et le traitement d'ailleurs nous donne bientôt la clef du diagnostic.

La goutte pourrait être confondue plus facilement avec la manifestation syphilitique qui nous occupe en ce moment, surtout quand cette manifestation est localisée aux doigts et aux orteils. On sait, en effet, que la diathèse urique débute ordinairement par le gros orteil. Mais l'absence de fièvre, de douleurs vives dans la dactylite syphilitique nous fera éviter l'erreur. Nous savons en effet, qu'il y a des accidents fébriles au début de la goutte, et que la douleur articulaire, de même que la rougeur et le gonflement sont assez prononcés. Nous savons de plus que dans la goutte il y a un excès d'acide urique dans le sang et qu'il existe quelquefois des dépôts tophacés, soit de chaque côté des articulations, soit dans les cartilages de l'oreille, tandis que dans la syphilis il n'y a rien de semblable.

L'absence de douleur et de réaction fébrile, nous fera rejeter aussi le panaris dans le cas où la tumeur blanche syphilitique débuterait par les doigts.

L'enchondrome des doigts sera également rejeté à cause des symptômes suivants. Il se développe d'abord lentement et presque toujours à la face palmaire, tandis que nous avons vu que c'est à la face dorsale que la syphilis porte son action. De plus, la tumeur enchondromateuse est très-dure et assez facilement limitée à l'os et présente dans son évolution une marche différente de l'arthrite qui nous occupe.

Le cancer des articulations est, dans certains cas très-difficile à distinguer d'une tumeur blanche ordinaire. Comme il survient généralement chez des personnes âgées, n'ayant présenté aucune manifestation strumeuse, et que, d'un autre côte, l'arthrite syphilitique se développe aussi à cette période chez des personnes d'un certain âge, le diagnostic doit surtout être discuté entre ces deux affections. Si la lésion débute par l'os, le diagnostic est un peu plus facile ; en effet, le cancer, pendant longtemps reste limité à l'os, les cartilages diarthrodiaux sont pour lui une barrière qui se laisse difficilement franchir. Le volume considérable de l'os nous fera rejeter l'idée d'ostéite syphilitique, d'autant plus que nous savons que cette ostéite spécifique ne parvient jamais à ce volume, et que les symptômes articulaires ne tardent pas à se montrer dans cette variété d'inflammation. Si le cancer se développe par la synoviale, ce qui est très-rare, ou par les gaînes tendineuses périarticulaires; la marche de la maladie qui est rapide dans ce cas, l'aspect de l'articulation qui est très-gonflée, très-vasculaire, très-chaude, et qui présente quelquefois des battements artériels, ainsi que l'insuccès du traitement spécifique, nous indiquent le diagnostic. L'envahissement des ganglions, le développement considérable de l'articulation et la cachexie, confirment bientôt le diagnostic.

L'arthrite blennorrhagique qui le plus souvent est solitaire, sera facilement distinguée de la tumeur blanche syphilitique. En effet, contrairement à cette dernière, l'arthrite blennorrhagique débute presque toujours d'une manière aiguë ou subaiguë, et s'accompagne d'un mouvement fébrile qui, suivant les individus, est plus ou moins accentué. La douleur est très-vive et le moindre mouvement arrache quelquefois des cris au malade. L'articulation est rouge et tendue et très-chaude à la main, et l'ankylose est le plus souvent la terminaison de cette inflammation malgré tout traitement. — Ainsi, le mode de début de la maladie, sa terminaison et les caractères de la douleur, suffisent presque toujours pour faire le diagnostic; l'état des voies urinaires et l'absence d'antécédents syphilitiques, de plaques indurées de la synoviale et de petites tu-

meurs gommeuses autour de l'articulation, le confirment.

La tumeur blanche syphilitique doit surtout être
diagnostiquée de la synovite fongueuse ou tumeur
blanche ordinaire que l'on rencontre chez les strumeux
ou les tuberculeux, et avec laquelle elle a été si longtemps confondue. Nous aurons, pour faire notre diagnostic, à tenir compte de l'âge du malade qui est ordinairement jeune dans la synovite fongueuse, de ses
antécédents pathologiques ou héréditaires, de l'aspect
de l'articulation, de la marche et de la terminaison de
la maladie. Dans les deux cas l'arthrite évolue bien dif-
féremment. En effet dans la synovite fongueuse, outre
les antécédents du malade qui présente à un moment
donné, des manifestations scrofuleuses, ou qui en présente encore au moment où on l'examine soit du côté
des ganglions, soit du côté des poumons, nous avons
pour asseoir notre diagnostic l'aspect particulier qu'offre
l'articulation. Les téguments sont ordinairement em-
pâtés, œdémateux; la peau peut présenter même
quelques trajets fistuleux. L'épanchement articulaire
est généralement moins considérable, et, quoique la
rotule, quand c'est l'articulation du genou qui est atteinte, puisse être aussi soulevée que dans les cas d'arthrite chronique syphilitique, nous ne provoquons pas
cependant, le plus souvent, de choc sur les deux condyles du fémur; on sent qu'il y a une matière mollasse
interposée entre ces deux os; la fluctuation, également
de chaque côté de la rotule, est moins manifeste. On
ne constate pas ces plaques indurées de la synoviale et
spéciale à l'arthrite syphilitique, et quand il y a des
tumeurs mollasses autour de l'articulation du genou,
elles siégent ordinairement à la partie externe de l'ar-

ticulation, au-dessus de l'articulation tibio-péroniere et non de chaque côté des téguments rotuliens. La douleur est généralement vive et augmentée par les mouvements. L'articulation qui est située au-dessous, est souvent aussi le siége d'une douleur qui a pu précéder pendant un temps plus ou moins long l'apparition des symptômes inflammatoires de l'articulation ; on ne signale pas ce fait dans l'arthropathie syphilitique. La chaleur de l'articulation perçue à la main, est plus accusée aussi que dans l'arthrite syphilitique, et le malade présente en outre, le soir, des symptômes fébriles que nous ne voyons pas exister chez les syphilitiques. De plus, cette synovite fongueuse tend à suppurer, tandis que nous ne voyons pas ce résultat dans l'arthrite syphilitique. Si la tumeur blanche strumeuse ne suppurc pas, il faut, pour que le malade guérisse, qu'il s'établisse une ankylose de l'articulation, sinon le sujet est soumis à de nouvelles poussées aiguës. La perte des mouvements dans un cas amène la guérison de l'arthrite ; tandis que dans l'autre, eette perte des mouvements constitue une terminaison rare et désavantageuse. En effet, nous avons vu plus haut que, lorsqu'un traitement approprié est donné assez tôt, l'articulation revient à son état primitif.

Des mouvements de latéralité peuvent également se produire dans l'arthrite fongueuse strumeuse, tandis que dans l'autre arthrite, ce fait n'a été signalé que pour les doigts. Enfin, l'atrophie musculaire, plus ou moins prononcée au-dessus et au-dessous de l'articulation chez les scrofuleux, est un fait habituel, tandis qu'il est l'exception chez les syphilitiques.

Au point de vue anatomique ces deux arthrites seraient aussi différentes l'une de l'autre. En effet, l'arthrite scrofuleuse présente des masses molles, fongueuses et vasculaires à l'intérieur de la synoviale, masses qui seraient le point de départ de la maladie, tandis que l'arthrite syphilitique ne présente que des plaques indurées qui, d'après M. Lanceraux, siégeraient dans le tissu cellulaire sous-synovial.

Quand un malade se présente à nous, comme dans l'observation IX, avec une arthrite et une tumeur mollasse assez volumineuse située au côté de l'articulation, plusieurs questions se présenteront encore à notre esprit. Cette tumeur est-elle due à une kyste, à un abcès froid ou à une gomme ? Si le malade ne présente pas d'antécédents syphilitiques, on est très-embarrassé et souvent la ponction exploratrice seule pourra nous mettre sur la voie du diagnostic. Cependant on recherchera si la tumeur disparaît par la pression, et si le liquide fuse dans l'articulation comme cela peut se voir dans certains kystes synoviaux; on verra aussi si l'os présente une dépression qui explique l'abcès; enfin on suivra avec attention les changements qu'amène un traitement antidiathésique. Le mercure ou l'iodure de potassium, ou les deux médicaments à la fois doivent faire disparaître une gomme, tandis qu'ils ne produisent aucun effet sur les autres tumeurs. Dans notre observation nous vîmes la tumeur considérablement diminuer sous l'influence du traitement spécifique.

Nous devons être en garde également contre un fait que M. le professeur Gosselin signale souvent à l'attention des élèves, c'est celui-ci. Il arrive à des personnes d'un certain embonpoint, de présenter à l'état normal au genou, alors que tous les téguments périarticulaires sont sains, de chaque côté du ligament rotulien, surtout à la partie externe et inférieure, de petits

⁄elotons adipeux, gros comme une olive et qui paraissent siéger dans les replis de la synoviale. (Je dis paraît siéger, parce que jusqu'ici il n'y a pas d'autopsie qui ait contrôlé cette hypothèse). Comme ces petites masses ne se rencontrent que chez des personnes grasses, M. Gosselin a l'habitude de désigner le genou qui présente cette particularité : *genou gras*. Au premier abord, ces petites masses pourraient en imposer soit pour des corps étrangers, soit pour des gommes du tissu cellulaire sous-synovial. Mais après examen attentif, nous voyons que ces petites masses ne sont pas aussi dures que les corps étrangers ordinaires des articulations, qu'elles ne provoquent pas les accidents douloureux, congestifs et hypercriniques de ceux-ci, et que d'autre part elles ne s'accompagnent pas de plaques indurées de la synoviale comme dans les cas d'arthrite syphilitique et des autres phénomènes propres à cette variété d'arthropathie. Les commémoratifs, dans ce cas, seront aussi d'un grand secours pour le diagnostic. A cause du siége de ces tumeurs à la partie externe et inférieure de l'articulation, on pourrait penser aussi à un début d'épaississement fongueux de la synoviale, mais la constitution du sujet, l'absence de douleur, l'absence de manifestations scrofuleuses ainsi que l'absence d'autres phénomènes locaux, nous empêcheront de porter un diagnostic défavorable et nous feront rejeter la scrofule comme cause efficiente de cette manifestation.

Le diagnostic serait plus difficile à établir pour les cas où cette accumulation de graisse se produirait à la suite d'arthrites aiguës ou subaiguës, comme cela, d'après l'opinion de l'illustre professeur de la Charité, doit arriver dans certains cas ; mais les antécédents du malade, le début de l'inflammation articulaire, la persistance de ces tumeurs, malgré le traitement spécifique, suffisent pour indiquer le diagnostic.

Traitement. — Le traitement consiste surtout dans l'administration de l'iodure de potassium à haute dose, 2, 3 et 4 grammes par jour.

La malade de l'observation VI ne prit que ce médicament. Les-malades de nos autres observations prirent en même temps que l'iodure de potassium, du mercure sous forme de proto-iodure ou de biiodure. La guérison fut aussi rapide dans ces cas que dans le cas précédent. Le mercure serait contre-indiqué si le malade était trop anémique.

On peut associer au traitement général, un traitement local. M. Richet a préconisé les bandelettes imbriquées d'emplâtre de Vigo et il en a obtenu un bon résultat. La compression avec une bande et de la ouate est aussi un bon adjuvant pour la résorption du liquide. M. Gosselin l'employa dans les observations VII et IX.

Le repos absolu de l'articulation paraît moins indispensable dans cette variété d'arthrite que dans toutes les autres ; le traitement général antidiathésique prime tout.

Obs. VI. — Tumeur blanche syphilitique du genou et syphilide tuberculo-ulcéreuse de la cuisse chez une femme entrée à l'hôpital pour un kyste de l'ovaire. — Guérison rapide par l'iodure de potassium.

En 1870, la femme J... (Alexandrine), âgée de 58 ans, entra à l'hôpital de la Charité, salle Saint-Vincent, dans le service de M. Pidoux, pour un kyste de l'ovaire. Cette femme, qui espérait toujours son placement à la Salpêtrière, se trouvait encore dans la même salle au mois de juin 1874, quand j'entrai dans le service comme interne de M. Woillez. Voici dans quel état était cette malade le 4 juin :

Femme d'une petite taille, maigre, mais non cachectique. Le ventre est très-volumineux ; on a les signes d'un kyste ovarique multiloculaire, qui remonte jusqu'à l'ombilic. Pas d'ascite. Ce kyste existe depuis 20 ans, dit la malade.

Sur la cuisse droite, à la partie antéro-externe et à quatre travers de doigt au-dessus du genou, on remarque cinq ulcérations de syphilide tuberculo-ulcéreuse. Cette éruption n'existe que depuis un mois à peu près. Si nous cherchons sur d'autres points du corps une éruption semblable, on n'en trouve aucune trace. Le genou du même côté est très-volumineux, il mesure 5 centimètres de plus en circonférence que celui de l'autre côté. Pas de changement de coloration à la peau. Légère élévation de température de ce genou perçue à la main. La rotule est soulevée et on produit facilement un choc sur les condyles du fémur. Les culs-de-sac synoviaux sous-tricipitaux sont soulevés et épaissis. De chaque côté de la rotule on sent également des tissus épaissis; la fluctuation n'est pas nette à ce niveau, on a la sensation d'empâtement. Au côté interne du ligament rotulien, on sent profondément du côté de la synoviale et n'adhérant pas à la peau, une petite tumeur élastique de la grosseur d'une noisette. Partout ailleurs on ne sent rien de semblable qu'un épaississement mollasse assez uniforme des téguments périarticulaires.

Les extrémités osseuses du tibia et du fessier paraissent plus grosses que celles du côté opposé. La rotule est plus large que l'autre, elle mesure 0 m. 007 en plus.

Les mouvements sont peu douloureux; la malade ne marche pas vu le gonflement considérable du genou et l'impossibilité de le plier entièrement. Cependant pas d'ankylose; quelques douleurs spontanées plus marquées la nuit, mais peu vives. Pas d'atrophie du membre.

Les autres articulations ne présentent rien de particulier. Pas de douleurs ostéocopes sur les tibias, clavicules, radius, etc. On ne découvre aucune exostose.

Rien de particulier du côté des autres organes.

Les fonctions digestive, respiratoire et circulatoire s'effectuent bien.

Voici les antécédents de cette femme. A l'âge de 30 ans cette malade, qui s'était toujours très-bien portée jusque-là, qui n'avait eu aucune manifestation de scrofule ou de rhumatisme, fut prise de douleurs dans les membres, douleurs revenant le soir et l'empêchant de dormir, douleurs qui persistèrent pendant plusieurs mois et qui disparurent sous l'influence de toniques, dit-elle. En même temps, elle eut des croûtes dans le cuir chevelu et perdit tous ses cheveux à cette époque, mais ceux-ci repoussèrent bientôt après. Elle ne se rappelle pas avoir eu d'éruption

sur le corps et de maux de gorge. Flueurs blanches assez abon-
dantes pendant ce temps.

La maladie du genou remonte, d'après elle, à dix années. Elle
se déclara sans cause connue; le genou enfla progressivement e
produisit par son gonflement de la gêne dans la marche. La douleur était plus vive le matin en se levant et quand la malade
commençait à marcher, que dans la journée quand elle avait fait
déjà plusieurs courses. Elle garda à plusieurs reprises la chambre
pendant ces dix années, pour se mettre des vésicatoires autour
de l'articulation qui gonflait beaucoup à certains moments. Le
gonflement diminuait un peu au bout de quelques jours de ce
traitement, mais l'épanchement ne disparaissait jamais complètement.

Traitement.— Iodure de potassium, 2 gr. V. q.q. 3 degrés. Pansement des ulcères syphilitiques avec de la glycérine.

1er juillet. Les syphilides ont bien pâli; l'ulcération est moins
profonde, elle est en bonne voie de réparation.

Le genou est moins volumineux; la malade a moins de douleur
la nuit. Les mouvements s'effectuent mieux; on plie le genou
aujourd'hui à angle droit; avant tout traitement la cuisse et la
jambe faisaient un angle obtus. On sent quelques craquements
pendant les mouvements. La petite grosseur au côté interne du
ligament rotulien est moins volumineuse et aujourd'hui on se
rend mieux compte de l'épaisseur de la synoviale. Il y a moins
d'empâtement, on sent des plaques donnant la sensation de
plaques cartilagineuses de chaque côté de l'articulation. Sur la
tubérosité du fémur à la partie externe, on sent une saillie qu'on
ne retrouve pas du côté opposé. Cette saillie n'est pas douloureuse à la pression.

La rotule est encore plus large que celle du côté opposé.

On continue le traitement : 3 gr. iodure de potassium. V. q.q.

Le 26. La malade marche maintenant avec facilité; le genou
est considérablement diminué; il ne mesure plus que 0,014 millimètres de plus que celui du côté opposé. Très-peu d'épanchement; l'épaississement des tissus est moins prononcé aussi. On
sent manifestement des épaississements par place de la synoviale.
Ces épaississements donnant la sensation de plaques cartilagineuses sont en assez grand nombre et paraissent être le produit
du fendillement de la synoviale.

La petite tumeur mollasse située au côté interne du ligament
rotulien a disparu. Craquements prononcés quand on exécute des
mouvements. Plus de douleur la nuit.

Les ulcérations syphilitiques sont guéries. Il n'y a plus qu'une teinte cuivrée de la peau à leur niveau avec une cicatrice centrale.

1er septembre. Jusqu'à ce jour la malade a pris de l'iodure de potassium. Son genou maintenant n'est pas plus volumineux que l'autre. On sent un craquement fin ressemblant à un froissement d'amidon. Les plaques de la synoviale sont moins larges qu'auparavant; à leur place on trouve de petits grains, gros comme des grains de chènevis. Aucune douleur. On suspend l'iodure de potassium.

14 octobre. Sort aujourd'hui de l'hôpital complètement guérie de son genou, à part les fins craquements que nous avons signalés plus haut. On sent encore de petits grains, gros comme des grains de chènevis dans la synoviale, mais pas de plaques. La rotule est de même volume que celle du côté opposé.

15 février 1875. Cette malade est rentrée à l'hôpital de la Charité, dans le service de M. Sée, pour son kyste ovarien. La guérison de son genou s'est maintenue; aucune douleur. Encore un petit froissement semblable à celui de l'amidon, quand on a fait exécuter des mouvements au genou. Cette femme n'a pas repris d'iodure de potassium depuis le 1er septembre 1874.

Obs. VII. — Psoriasis syphilitique du pied gauche avec fistules suppurantes. — Hydarthrose syphilitique avec épaississement de la synoviale du genou gauche (tumeur blanche syphilitique). — Guérison par le traitement mixte.

Le nommé C.... (Jean), âgé de 54 ans, relieur, entre le 20 janvier 1874, salle Sainte-Vierge, 21, dans le service de M. le professeur Gosselin, à la Charité. Cet homme, qui est d'une forte constitution, mais qui est un peu amaigri, a toujours été bien portant. A l'âge de 24 ans, il eut des croûtes dans les cheveux et une alopécie consécutive, ainsi que des ganglions cervicaux et inguinaux, mais il ne se rappelle pas avoir eu des écorchures à la verge et une éruption sur le corps. Jamais de maux de gorge non plus. A 32 ans, blennorrhagie qui dura six semaines, mais pas de manifestations articulaires à cette époque. Jamais aucune manifestation rhumatismale ou scrofuleuse. Les parents sont morts de vieillesse et jouissaient d'une bonne santé. Ils n'étaient pas non plus rhumatisants.

Il y a six ans, cet homme, sans cause connue, sans avoir reçu de coups, sans qu'il existât de blennorrhagie à cette époque, vit son genou gauche grossir petit à petit sans ressentir de douleurs. Au bout d'un mois, il est forcé de garder le lit parce que l'épan-

chement est trop considérable et que les mouvements sont trop
pénibles par ce fait d'épanchement. Il appliqua alors un vésica-
toire et l'épanchement diminua un peu ; mais le genou resta toujours volumineux jusqu'aujourd'hui. A trois reprises différentes
seulement, il garda le repos et appliqua des vésicatoires mais il
ne fit aucun traitement général. Enfin, il y a trois mois, cet
homme vit se produire à la plante du pied gauche des squames,
puis un peu d'érythème avec gonflement du pied et enfin des gerçures.

Voici dans quel état nous le trouvons aujourd'hui 22 janvier :

A la plante du pied gauche, on voit des squames séparées les
unes des autres par de la peau un peu rouge et des gerçures suivant la direction des plis de la peau du pied. Un peu de gonflement de la face dorsale du pied et du bas de la jambe avec un
peu d'érythème. Les ganglions de l'aine sont un peu plus gros
que ceux du côté opposé et un peu plus sensibles. Entre les orteils
plaques humides. A la face antéro-interne des deux tibias, on
aperçoit sur la peau quatre ou cinq cicatrices arrondies, les unes
grandes comme une lentille, les autres comme une pièce de
20 centimes. Autour du genou à droite on trouve une dépression
semblable. Le genou gauche est volumineux, il mesure 0 m. 37
de circonférence à sa partie moyenne, tandis que l'autre mesure
0 m. 34. Sa température est un peu augmentée. La rotule est
soulevée et on produit facilement son choc sur le fémur ; les culs-
de-sac sous-tricipitaux de la synoviale sont distendus, surtout
l'interne ; la synoviale est épaissie dans toute son étendue ; on
sent de chaque côté de la rotule un empâtement plus considérable que partout ailleurs. La rotule de ce côté est plus volumineuse que celle du côté opposé. Elle mesure 1 centimètre de
plus en largeur. Quand le malade fait des mouvements de flexion
et d'extension, on sent de chaque côté du ligament rotulien un
froissement ressemblant à celui que l'on produit quand on presse
sur des grains d'amidon. Il nous semble sentir de petits grumeaux
et de petites plaques dures, cartilagineuses ayant 1 centimètre
carré à peu près de surface. Les extrémités des os longs qui
aboutissent à l'articulation ne présentent aucune saillie appréciable. Aucune douleur spontanée ni provoquée. Pas de douleurs
ostéocopes non plus.

Rien à signaler du côté des autres articulations.

La marche n'est pas douloureuse, mais fatigante par le fait du
gonflement du genou. Pas de douleurs nocturnes.

Sur les membres supérieurs et un peu sur le tronc on remarque quelques papules squameuses spécifiques. Pas de ganglions; pas de plaques muqueuses à la bouche et à l'anus.

Rien à noter du côté du tube digestif ni de l'appareil respiratoire. Rien à signaler non plus du côté des organes des sens. Aucun bruit anormal au cœur.

Traitement. — Pansement à la glycérine du psoriasis plantaire. 1 pilule de proto-iodure de mercure de 0,05; 1 gr. d'iodure de potassium. Repos au lit et compression du genou avec ouate et bande.

26 janvier. Les gerçures du pied guérissent. 1 gr. 50 iodure de potassium; 0 gr. 05 proto-iodure de mercure.

1ᵉʳ février. Compression du genou avec une bande élastique.

Le 6. 2 gr. iodure de potassium; 1 pilule de proto-iodure de mercure. Le genou présente 1 centimètre en moins de circonférence que le jour de l'entrée du malade.

Le 18. On enlève le bandage ouaté et la bande élastique. Le genou mesure 0,355, c'est-à-dire 0,015 de moins que le jour de l'entrée du malade. Le choc de la rotule sur les condyles est encore perceptible, mais il est moins prononcé. L'empâtement sur les côtés de la rotule paraît moins accentué et les craquements articulaires sont plus fins.

L'éruption syphilitique a beaucoup pâli. Elle ne fait plus saillie sur la peau.

Le 25. M. Gosselin fait constater aujourd'hui que l'épanchement est moins considérable, que la synoviale est moins épaisse et qu'au côté externe, au niveau du condyle du fémur, l'épaississement de cette synoviale est plus manifeste que partout ailleurs. Le périoste du condyle paraît participer à l'inflammation. On sent à ce niveau une proéminence ayant quelques millimètres en hauteur et en largeur, 8 à 10 millimètres à peu près.

La rotule est toujours un peu plus volumineuse que celle du côté opposé.

Le craquement, ressemblant au froissement d'amidon, est très net quand le malade plie le genou. On ne sent plus dans l'épaisseur de la synoviale que de petits grumeaux et non de larges plaques.

Les mouvements s'effectuent bien; aucune douleur. Jamais d'élancements spontanés dans l'articulation ni dans les extrémités osseuses.

Le psoriasis du pied existe encore; les gerçures sont complètement guéries, mais il existe de l'eczéma à la partie antérieure de la jambe.

L'éruption papulo-squameuse qui existait sur le tronc et les membres supérieurs a disparu.

Traitement.— 3 gr. iodure de potassium, 1 pilule de proto-iodure de mercure; compression du genou avec de l'ouate et une bande.

1er mars. Un peu de salivation et de gengivite. On suspend la pilule de proto-iodure de mercure et on continue l'iodure de potassium.

Le 15. On reprend la pilule.

Le 26. Le genou est moins volumineux; il mesure 0,345. Encore un peu d'épanchement. La synoviale paraît moins épaisse, mais on sent très-nettement à la partie externe et supérieure du genou, deux petites grosseurs, molles, ayant le volume d'une amande, et au-dessous à ce niveau et un peu à la partie antérieure du fémur sur l'os, on sent une petite saillie non-douloureuse à la pression ni spontanément. Encore eczéma au bas de la jambe. On suspend la compression et on continue le traitement général.

8 avril. On sent encore les petites grosseurs décrites plus haut, mais elles sont moins grosses. De chaque côté du tendon rotulien, on sent encore la synoviale un peu épaissie et présentant de petits grumeaux provoquant, quand on les remue sur l'os, une sensation de froissement d'amidon.

Le genou mesure 0,34 de circonférence.

L'eczéma au bas de la jambe va mieux.

Le traitement général est continué, mais il n'y a plus de compression depuis quinze jours.

Le 15. On suspend l'iodure de potassium. On continue la pilule.

11 mai. Le genou mesure 0,34, comme celui du côté opposé. La rotule gauche cependant a encore 3 millimètres de plus en largeur que celle du côté droit; la synoviale est moins épaisse. On ne sent plus les grosseurs semblables aux amandes qui existaient à la partie supérieure du cul-de-sac sous-tricipital.

L'eczéma va bien, est guéri.

Le 15. On suspend tout traitement. Anémie profonde, pas d'appétit. Quassia amara pour tisane. V. q.q.

1er juin. 4 pilules de Vallet. V. q.q.

Le 4. Le malade continue à ne pas avoir d'appétit, il est très-pâle et maigre. Ne tousse pas; rien du côté des poumons. Ni sucre ni albumine dans les urines.

Le genou va bien; pas d'épanchement. Il existe encore de petits grumeaux dans la synoviale à sa partie supérieure et en bas.

La rotule est encore un peu plus large que celle du côté opposé.

Traitement. — 4 gouttes de teinture amère de Baumé dans une potion.

10 juin. Hydro-adénite à la marge de l'anus du côté droit. Il y a un mois, le malade avait eu un petit abcès du côté gauche, qui guérit aussitôt l'incision faite.

Le 20. Les petits abcès de la marge de l'anus sont guéris; le genou va toujours très-bien.

Le 25. Hydro-adénites suppurées de l'aisselle droite. Ouverture de 6 à 8 petits abcès tubéreux. Cataplasmes.

1er juillet. Les abcès de l'aisselle sont guéris; l'appétit est meilleur.

Le 15. Sort aujourd'hui. Le genou est revenu à son volume normal. Il n'y a plus d'épanchement. Encore quelques craquements, mais on ne constate plus d'épaississement et d'empâtement de la synoviale. La rotule n'est pas plus grosse que l'autre et la périostose du condyle du fémur a disparu.

Obs. VIII. — *Tumeur blanche syphilitique du coude.* — Amélioration par le traitement mixte.

M..... (Marie), 32 ans, blanchisseuse, a suivi la consultation de l'hôpital de la Charité, pendant le mois de mars et d'avril 1875, pour une arthrite du coude gauche qu'elle a depuis 1870. Voici son histoire :

En 1870, cette femme qui s'était toujours très-bien portée jusque-là, fut prise de maux de tête qui l'empêchaient de dormir la nuit. En même temps, alopécie et éruption sur tout le corps qui e provoquait aucune démangeaison. Pas de plaques muqueuses dans la bouche ni aux parties génitales ; mais flueurs blanches très-abondantes. La malade prit des pilules dont elle ne peut nous donner la composition, et sous l'influence de ce traitement sa céphalée disparut. Le traitement fut continué pendant un mois seulement. Six mois plus tard, la malade ressentit une douleur dans le coude gauche, pour laquelle elle ne fit aucun traitement. Cette douleur était peu vive et existait aussi bien le jour que la nuit. A la douleur vint bientôt s'ajouter du gonflement et une gêne considérable à étendre le bras. Elle n'en continua pas moins son travail et ne fit aucun traitement.

Voici, à peu près, dans quel état est son bras depuis dix-huit mois.

1er mars. Coude gauche plus volumineux que celui de l'autre côté, ayant 2 centimètres de plus en circonférence. Impossibilité de le plier complètement et de l'étendre. Porte ses aliments à sa bouche, mais ne peut se gratter l'épaule du même côté.

Aucune modification de couleur à la peau. La température paraît égale des deux côtés.

Au niveau de l'olécrâne, à sa partie interne, entre lui et l'épitrochlée, on sent une petite tumeur arrondie, grosse comme une bonne noisette, se prolongeant du côté de l'articulation et donnant une sensation mollasse, gommeuse. Cette tumeur n'est pas adhérente à la peau, mais l'est profondément et remplit la gouttière du cubital.

L'épitrochlée est un peu douloureuse et paraît augmentée de volume.

Au niveau de l'articulation radiale : gonflement général sous les muscles de la région antéro-externe de l'avant-bras. Les mouvements dans l'articulation radio-cubitale supérieure s'effectuent bien, mais on sent nettement à ce niveau un froissement semblable à celui de l'amidon. Ces mouvements ne sont pas douloureux. Il en est de même de ceux de l'articulation du cubitus avec l'humérus pourvu toutefois qu'on ne veuille pas les étendre trop loin.

Quand on presse dans la gouttière cubitale sur la petite tumeur, on provoque une douleur assez vive, qui s'irradie jusqu'au bout des deux derniers doigts. Cette douleur est quelquefois même spontanée et suit le même trajet. La sensibilité sur ces deux derniers doigts est moins accusée que sur les autres.

Rien à noter sur d'autres parties du corps. Pas d'ostéo-périostites ; pas de plaques muqueuses. Quelques ganglions cervicaux postérieurs engorgés. Aucune éruption.

Jamais de manifestations strumeuse ; jamais de rhumatisme.

Traitement. — 1° Faire deux fois par jour des frictions sur le coude avec la pommade suivante : axonge 30 gr., iodure de potassium 3 gr.

2° Envelopper la jointure de ouate.

3° Le matin à jeun dans un verre d'eau sucrée, prendre une cuillerée à bouche de la solution suivante : Eau 300 gr., iodure de potassium 15 gr.

8 mars. On ajoute au traitement déjà prescrit, 2 pilules par jour de proto-iodure de mercure de 0 gr. 03 chacune.

Voisin.   6

Le 22. Le coude est moins gros que l'autre jour; il mesure un centimètre en moins de circonférence.

Les mouvements, quoique peu étendus, sont uu peu améliorés. La sensibilité est revenue sur les deux derniers doigts. La petite grosseur située au côté interne de l'olécrâne a disparu. Les douleurs sur le trajet du nerf cubital sont moins fréquentes et moins vives. La pression est moins douloureuse en ce point. Pas d'élancements la nuit.

Même crépitation au niveau de l'extrémité supérieure du radius et encore empâtement à ce niveau.

Depuis quatre jours, cette malade qui, malgré nos recommandations, n'en continue pas moins sa profession de laveuse, ne prend plus aucun médicament. On lui prescrit le même traitement.

5 avril. Les mouvements sont plus étendus aujourd'hui qu'à la dernière visite; le coude est revenu au même volume que l'autre. Mêmes craquements fins dans l'articulation radio-cubitale supérieure. Très-rares élancements le long du cubital. Ceux-ci ne surviennent que lorsque la malade s'est beaucoup fatiguée à laver.

Le 14. La malade, malgré nos recommandations, a beaucoup travaillé et s'est beaucoup fatiguée. Elle se plaint d'élancements plus vifs que la dernière fois. Le coude, cependant, n'a pas augmenté de volume; les mouvements sont très-étendus, mais il y a encore un peu de raideur. — Continuation du traitement.

Depuis le 14 avril, cette malade ne s'est pas présentée à la consultation.

Obs. IX. — Tumeur blanche syphilitique du coude chez une malade ayant présenté huit années auparavant des accidents secondaires. — Gomme ramollie à la partie interne du coude. — Ozène. — Amélioration rapide sous l'influence du sirop de Gibert.

La nommée Or... (Amélie), âgée de 34 ans, entre le 25 octobre 1875, salle Sainte-Catherine, n° 19, dans le service de M. le professeur Gosselin.

Cette femme, d'une constitution moyenne, eut à l'âge de 12 ans une fièvre typhoïde, mais depuis cette époque elle n'eut aucune autre maladie que celle pour laquelle elle vient à l'hôpital. Jamais de rhumatisme. Aucune manifestation strumeuse.

Réglée à 10 ans, elle eut deux enfants, le premier à l'âge de 17 ans, le second à l'âge de 19 ans. A l'âge de 20 ans elle fit une fausse couche de 4 mois. Ses enfants vivent et se portent très-bien.

Il y a huit ans, cette malade présenta une éruption sur tout le corps, qu'elle ne peut nous caractériser, avec de la périostite au niveau des deux tibias et des plaques muqueuses dans la bouche. Au bout de trois mois de traitement à l'iodure de potassium ces accidents disparurent.

Deux années plus tard, elle entre à Lariboisière, salle Sainte-Elisabeth, n° 24, pour une céphalée intense et une ostéo-périostite de la clavicule droite. Ces accidents disparurent encore au bout de trois mois, sous l'influence d'un traitement mixte.

Enfin, en janvier 1875, cette malade s'aperçut d'une légère douleur dans le coude gauche et d'une raideur dans ses mouvements. Les douleurs étaient plus vives la nuit et le matin au réveil de la malade. Au bout d'un mois, cette femme, qui ne pouvait plus plier et allonger le bras complètement, s'aperçut d'une grosseur au côté interne de son coude. Cette grosseur alla progressivement en augmentant, amenant une gêne de plus en plus grande dans l'articulation, et des picotements et de l'engourdissement dans les deux derniers doigts. Vers le mois de mars, un nouveau symptôme se produisit, ce fut l'ozène et l'affaissement consécutif des os du nez. La malade ne fait aucun traitement spécifique depuis six ans.

Etat actuel. — 28 octobre. Le coude gauche est bien plus volumineux que l'autre, il mesure 3 centimètres de plus de circonférence.

Le bras est dans la flexion à angle droit. |Impossibilité de l'allonger complètement à cause de la contraction du biceps. On sent, en effet, quand on veut allonger ce membre, le tendon du biceps, qui fait un relief très-apparent sous la peau. Ce muscle, de plus, est douloureux à la pression. La bourse synoviale bicipitale n'est pas tuméfiée. La flexion complète est impossible également, la malade ressent une gêne dans l'articulation du coude, et elle ne peut avec sa main gauche faire le nœud de sa cravate et à plus forte raison se gratter l'épaule du même côté avec cette main. Les mouvements de pronation et de supination s'effectuent assez bien, cependant la supination s'exécute plus difficilement que la pronation. On trouve à la partie interne du pli du coude, au niveau de l'épitrochlée et au-dessus d'elle et un peu en avant, une tumeur arrondie, mollasse, grosse comme une noix, donnant un peu la sensation de fluctuation et ne se réduisant pas par la pression. Cette tumeur paraît adhérente au périoste, mais on ne peut la pédiculiser à ce niveau. La peau, au contraire, glisse facilement sur elle, et ne présente aucune coloration anormale. Quand on presse avec les doigts sur cette tumeur, on provoque une légère douleur et des fourmillements au bout des deux derniers doigts. De plus, on sent derrière elle, quand on tâche de bien la limiter, une crépitation ressemblant à l'écrasement de grains riziformes. Pendant la nuit, cette malade ressent au niveau de cette grosseur, ainsi qu'autour de toute l'articulation des douleurs qui l'empêchent quelquefois de dormir. L'épitrochlée de ce côté est plus volumineuse que celle du côté opposé. La pression, à son niveau, provoque une légère douleur. L'olécrâne, du même côté, paraît aussi plus volumineux que son congénère, et la pression, à son niveau, provoque également une légère douleur.

De chaque côté de l'olécrâne, les dépressions normales de l'articulation sont effacées. On sent un peu de fluctuation et de l'épaississement de la capsule articulaire, mais on ne signale pas la présence de plaques indurées. L'articulation du radius à sa partie supérieure ne présente rien d'anormal. Le pli du coude ne présente rien de particulier non plus, si ce n'est la contraction du tendon du biceps qui fait un relief assez marqué à ce niveau.

Pas de douleurs dans d'autres parties du corps; pas d'ostéopériostites. La clavicule droite est encore plus volumineuse que celle du côté opposé. Son gonflement remonte à il y a six ans. Aucune douleur à son niveau. Aucune trace de syphilides.

Aplatissement du nez par effondrement de la cloison. Ozène très-prononcé. La malade se mouche très-souvent et rend du liquide muco-purulent, quelquefois sanguinolent. Le stylet introduit dans les fosses nasales n'arrive pas sur des parties dénudées.

Le voile du palais est perforé à son centre. Le pilier antérieur gauche est détruit en partie et la luette est déviée à gauche et adhérente au pilier postérieur du même côté.

Rien à noter du côté des autres organes. Les fonctions digestives s'effectuent très-bien. Rien du côté des voies respiratoires. Aucun bruit anormal au cœur. Aucun trouble de la sensibilité, si ce n'est parfois et surtout quand on comprime la tumeur du coude, du côté des deux derniers doigts où elle ressent quelques fourmillements.

Traitement. — 2 cuillerées par jour de sirop de Gibert; irrigation d'eau phéniquée dans les fosses nasales; 3 degrés.

9 novembre. La tumeur ainsi que toute l'articulation ont diminué de volume. Il y a un centimètre en moins de circonférence.

Les mouvements sont plus étendus surtout dans la flexion. La malade peut maintenant toucher à son épaule du même côté.

L'extension complète est encore impossible, la contraction du biceps persiste. Les douleurs sont moins vives. La malade dort mieux la nuit. L'ozène est moins prononcé. Moins de liquide muco-purulent. — Même traitement.

Le 15. La malade a engraissé manifestement, elle se trouve beaucoup mieux et est bien plus agile de son bras. Les douleurs nocturnes sont beaucoup moins fréquentes et moins vives. L'extension complète du bras est encore impossible, mais la flexion s'effectue très-bien, ainsi que les mouvements de pronation et de supination.

Les dépressions de chaque côté de l'olécrâne sont plus apparentes, la fluctuation est moins facile à percevoir et la synoviale paraît moins épaisse. La tumeur située au côté interne du bras a diminué un peu également. La peau ne présente toujours pas à ce niveau de modification dans sa coloration.

On prescrit 3 cuillerées de sirop de Gibert. Continuation des irrigations d'eau phéniquée.

Le 22. Le coude mesure 22 centimètres de circonférence, c'est-à-dire 5 millim. plus du côté opposé.

La gomme est plus molle qu'au début. La fluctuation est manifeste.

De chaque côté de l'olécrâne, on ne sent plus de fluctuation.

L'olécrâne paraît moins gros qu'il n'était, et il est beaucoup moins douloureux à la pression. L'épitrochlée également est moins volumineuse, mais la pression est toujours un peu douloureuse.

Les mouvements sont presque revenus à l'état normal.

L'écoulement muco-purulent du nez est bien moins abondant. L'odeur est moins gênante pour la malade et les voisins.

Continuation du même traitement qui ne fatigue aucunement la malade.

Le 29. La fluctuation est très-manifeste au niveau de la gomme, on ne sent plus les grains riziformes que nous avions signalés à l'entrée de la malade.

Encore douleur la nuit au niveau de la gomme.

3 cuillerées de sirop de Gibert.

Compression du coude avec une bande et de l'ouate.

1er décembre. M. Gosselin fait une ponction exploratrice avec un trois-quarts fin dans la tumeur sise au côté interne du coude. Il en sort du pus un peu filant, n'ayant aucune odeur et ne présentant pas de grumeaux. M. Gosselin, voyant qu'il a bien affaire à une gomme ramollie, applique sur la tumeur une trainée de pâte de Vienne pour l'ouvrir largement.

Continuation du traitement général.

Obs. X. — Tumeur cérébrale probable d'origine syphilitique. — Strabisme interne de l'œil droit. — Diminution de la sensibilité de la face à droite. — Erysipèle intercurrent de la face amenant guérison d'une gomme dans la joue et d'une arthrite chronique de l'articulation temporo-maxillaire.

La nommée V..... (Mélanie), âgée de 42 ans, femme de ménage, entra le 27 février 1873, salle Sainte-Monique, n° 23, à l'Hôtel-Dieu, dans le service de M. Oulmont.

Cette femme, dont l'hygiène est assez bonne, fut toujours bien portante jusque dans ces derniers temps.

Elle fut réglée à 16 ans et eut 9 enfants qui sont preque tous morts vers l'âge de 3 ou 5 mois. Un seul a survécu : il a en ce moment 5 ans. La mère dit n'avoir jamais vu d'éruption sur eux ; elle nie aussi toute éruption sur elle et toute manifestation chancreuse. Jamais de rhumatisme. Jamais de manifestations strumeuses. En 1870, elle eut une perte utérine qui dura plusieurs jours, et en 1871 elle eut la jaunisse qui persista pendant deux mois; aucune douleur hépatique.

Il y a cinq mois, elle fut prise de douleurs très-violentes dans la tête, suivies de paralysie de la face à droite, paralysie de la sensibilité et du mouvement. En même temps elle éprouva une douleur ou plutôt une gêne dans l'articulation temporo-maxillaire droite et un gonflement de cette région qui l'empêchait d'ouvrir la bouche et la forçait de ne se nourrir que de potages. Enfin, il y a deux mois, après un violent mal de tête, elle fut prise d'accidents épileptiformes et de vomissements. A la suite de ces accidents, la paralysie de la face s'accentua avec strabisme interne de l'œil droit. De plus, la malade ressentit une faiblesse dans le bras droit pendant un mois. A la suite de ces accidents elle se fit transporter à l'hôpital de la Charité où elle prit de l'iodure de potassium, et sous l'influence de ce traitement les symptômes paralytiques s'amendèrent considérablement, mais l'articulation de la mâchoire restait toujours empâtée, quoique non douloureuse.

Dans la nuit du 24 au 25 février, cette malade ressentit un mal à la gorge avec frisson, fièvre et claquements de dents, et le lendemain elle eut un érysipèle pour lequel elle est en ce moment-ci à l'hôpital.

28 février. *Etat actuel.* — L'érysipèle s'étend sur les deux joues, le nez, les paupières de l'œil droit ainsi que sur une partie du front de ce côté. A gauche les deux paupières sont gonflées, mais le front est indemne. Le gonflement œdémateux s'arrête de chaque côté au devant des oreilles et ne dépasse pas la branche montante du maxillaire.

Ganglions sous-maxillaires gros et douloureux. — Phlyctènes sur la joue droite. — Rien dans le cuir chevelu.

Déglutition douloureuse; ne peut ouvrir la bouche, l'indicateur seulement peut passer entre les arcades dentaires. Cet état dure depuis cinq mois. Pendant qu'elle était à la Charité, on lui mettait une vis entre les dents, et ce traitement lui procura une très-faible amélioration. Quand on lui appliquait la vis, elle ressentait des douleurs assez vives dans l'articulation de la mâchoire à droite. Cette région était gonflée avant l'apparitisn de l'érysipèle.

L'œil droit est moins ouvert que l'œil gauche, qoique le gonflement des paupières soit égal. Le globe oculaire est porté en dedans, de manière à cacher complètement le sclérotique de ce côté. Pas de mydriase, pas d'iritis. Quand on veut faire porter l'œil en dehors, on n'y parvient que dans une étendue très-petite, et malgré ce déplacement on ne parvient pas à découvrir la sclérotique en dehors. — Diplopie.

Céphalalgie beaucoup moins grande depuis trois jours.

Pas de douleurs sur d'autres points du corps; pas d'arthrite ailleurs qu'à l'articulation temporo-maxillaire droite.

Intelligence nette.

On ne perçoit pas de paralysie de la face à droite, vu le gonflement dû à l'érysipèle; pas de déviation de la bouche, pas de déviation de la langue. Quand on dit à la malade de nous serrer avec ses deux mains, elle nous sert fortement, mais on sent que la force est légèrement plus accentuée à gauche qu'à droite. Pas de différence dans la sensibilité des deux côtés.

La malade nous dit qu'outre le gonflement de son articulation temporo-maxillaire, il y a une grosseur dans la joue droite, mais le gonflement de l'érysipèle ne nous permet pas de la voir. Un des élèves du service nous affirme l'avoir constatée il y a une dizaine de jours pendant que cette malade était à l'hôpital de la Charité. On la considérait comme étant une gomme.

Rien à signaler du côté du cœur et des poumons. — P. 84; t. 38,2.

Langue blanchâtre, épaisse; anorexie.

Ventre souple ; selles régulières. — Douleurs assez vives dans le foie qui est volumineux : il mesure 0 m. 15 en hauteur.

Traitement : Bouteille d'eau de Sedlitz ; limonade ; bouillon.

1er mars. L'érysipèle s'est étendu ; la moitié du cuir chevelu à droite est envahie. A gauche l'érysipèle s'arrête sur le front au niveau du cuir chevelu.

Les deux joues présentent des phlyctènes.

Le 2. Défervescence complète. — T. 37,2. — Traitement : Potages ; un œuf.

Le 5. L'érysipèle a disparu. Plus de rougeur. Encore un peu de gonflement des paupières. — Apyrexie complète.

Le 8. Depuis que l'érysipèle a disparu, les douleurs de tête reviennent à n'importe quelle heure, aussi bien le jour que la nuit.

On ne signale pas de déviation de la face, mais la sensibilité est moins vive à droite sur toute la moitié de la face et du cuir chevelu.

La malade ouvre un peu mieux la bouche. Douleur au niveau de l'articulation temporo-maxillaire à la pression, mais peu marquée. Encore empâtement à cette région, — Pas de contracture du muscle masséter.

Le strabisme est dans le même état.

Pas de nausées ni de vomissements. — Pas d'accès épileptiformes.

On ne sent plus de grosseur dans la joue et la malade elle-même ne la sent plus. — Traitement : Iodure de potassium, 1 gr.

Le 11. Toujours céphalée, mais moins vive. — Iodure de potassium, 1 gr. 50.

Le 16. Plus de céphalée. Ouvre mieux la bouche ; peut manger du pain. La région de l'articulation de la mâchoire est beaucoup moins empâtée ; il n'y a presque plus de différence entre les deux côtés. La sensibilité de la joue revient. — Le strabisme est beaucoup moins prononcé.

Le 25. La malade part pour le Vésinet. Elle ouvre très-bien la bouche maintenant, mais pas encore aussi grandement qu'avant sa maladie. — Il n'y a plus d'empâtement au niveau de la région temporale, mais on sent pendant la mastication quelques craquements.

On recommande à la malade de prendre encore de l'iodure de potassium.

Obs. X.—Due à l'obligeance de M. Chardin, externe à l'hôpital d'Ivry.—
Erysipèle de la face chez un syphilitique. — Ostéo-périostites du
pariétal gauche, de l'arcade orbitaire droite et du tibia droit. — Tumeurs blanches des deux genoux avec ankylose presque complète à
droite. — Traitement spécifique. — Amélioration.

Le nommé P... (Charles), âgé de 40 ans, commis marchand de
bois, entre le 17 octobre 1875, salle Saint-Jean-Baptiste, n° 18, à
l'hôpital d'Ivry, service de M. le Dr Ollivier.

Ancien militaire, ayant fait les campagnes de Crimée et de Syrie,
ancien professeur de gymnastique, cet homme, qui est d'une constitution robuste, eut, étant jeune, la variole et une fièvre typhoïde
avec otorrhée consécutive. Pas d'autres maladies. Quelques excès
d'absinthe pendant l'expédition de Crimée et de Syrie, mais jamais
de troubles nerveux appréciables. Sa mère vit encore, elle se porte
très-bien, ainsi que son frère et sa sœur. Son père mourut d'accident.

En 1856, à son retour de Crimée, il gagna un chancre infectant,
suivi peu de temps après d'une éruption générale et de douleurs
dans tous les membres, surtout dans le genou gauche. Il entre au
Val-de-Grâce où on diagnostique un chancre induré, et on lui administre pendant quarantejours des pilules de proto-iodure de mercure. Au bout de ce temps, il part pour l'expédition de Syrie où il
gagne des fièvres intermittentes tierces. Pendant cette expédition,
il présente aussi, à plusieurs reprises, cinq ou six fois du gonflement indolent du genou droit, pour lequel il ne fit d'autre traitement que de la compression avec une bande.

A son retour de Syrie, en 1861, il entre à l'hôpital de Vincennes,
pour des fièvres intermittentes et pour un gonflement douloureux
du fémur gauche. Les douleurs étaient très-intenses surtout la
nuit. Le malade présentait, en outre, un gonflement du genou
et des douleurs nocturnes dans cette articulation, ainsi que des
craquements très-manifestes. L'amputation de la cuissegauche fut
proposée au malade qui refusa. Au bout de deux ou trois mois de
séjour à cet hôpital, ce malade fut réformé et sortit de Vincennes.
Il prit alors la profession de commis marchand de bois, et s'aidant
d'une canne, il put faire ses courses sans trop de fatigues. Pensant
que le chancre qu'il avait gagné en 1856 était cause de tous ces accidents, cet homme prit du sirop antiscorbutique ioduré, 4 cuil-

lerées par jour, pendant dix jours, à quatre reprises différentes, et pendant ce traitement ses douleurs étaient moins vives, dit-il.

En 1867, il entre à l'hôpital Beaujon pour sa périostite suppurée du fémur gauche. Là on lui prescrivit du sirop antiscorbutique et de l'huile de foie de morue. Le genou gauche, à cette époque, présentait un gonflement presque continuel et des douleurs nocturnes qui, cependant, n'empêchaient pas le malade de marcher.

En 1872, cet homme qui, pour tout traitement, avait pris à des intervalles très-éloignés du sirop antiscorbutique et de l'huile de foie de morue, fut obligé de suspendre son travail par suite des douleurs vives et du gonflement considérable de son fémur gauche et de ses douleurs articulaires. En effet, le genou droit était devenu très-douloureux, gonflé et impuissant à exécuter des mouvements de flexion et d'extension, et offrait au niveau de la rotule, sur la peau, une ulcération (syphilide ulcéreuse) qui alla toujours en augmentant et produisit la cicatrice dont nous sommes témoin aujourd'hui. De plus, le genou gauche offrait également du gonflement et des douleurs nocturnes. Le médecin qui le soignait à cette époque lui prescrivit des frictions avec un liniment, et l'application de pointes de feu au niveau du genou droit; mais il ne lui donna aucun traitement spécifique.

Après trois ans de ce traitement et de repos au lit, ce malade remarqua que sa jambe gauche avait diminué de longueur par suite du raccourcissement du fémur, que son articulation fémoro-tibiale gauche était raide, et que celle du genou droit était ankylosée, à angle obtus.

Complètement infirme, ne pouvant marcher qu'avec des béquilles ; cet homme obtint son admission à l'hôpital d'Ivry, et le 17 octobre 1875 il entrait à l'infirmerie pour un érysipèle de la face.

Le 18. L'érysipèle occupe le nez, le front, la joue du côté gauche et le pavillon de l'oreille du même côté. Le fond de la gorge est rouge et la déglutition est douloureuse.

Pouls, 104. T. 39°.6.

Bouteille d'eau de Sedlitz.

Le 19. L'érysipèle s'est étendu dans le cuir chevelu et sur l'autre joue.

Le 25. L'érysipèle disparaît peu à peu ; mais on remarque à la région pariétale gauche un abcès qu'on ouvre et qui fournit un verre à peu près de pus.

Pansement de l'abcès avec charpie.

Le 30. On voit au milieu de l'abcès une carie osseuse faite comme à l'emporte-pièce, large comme une pièce de 5 francs, présentant un bourrelet assez prononcé, et siégeant à la partie antérieure du pariétal gauche.

Cet homme présente, en outre, un gonflement à la partie antéro-interne du tibia droit, gonflement douloureux à la pression et douloureux spontanément surtout la nuit. Au niveau de l'arcade sourcilière, et un peu dans l'orbite, à la partie supérieure, il existe également un gonflement assez prononcé, présentant les mêmes caractères douloureux que le gonflement du tibia. Ankylose presque complète du genou droit, demi-ankylose du genou gauche.

Traitement. — Iodure de potassium, 2 grammes.

4 décembre. Les ostéo-périostites du tibia et de l'arcade sourcilière ont diminué de volume. Les douleurs sont moins vives également. La carie du pariétal est en voie de réparation.

Voici dans quel état nous trouvons les articulations des genoux :

Le *genou droit*, présentant des cicatrices de syphilides ulcéreuses très-distinctes des cicatrices dues aux pointes de feu, est dans une flexion permanente, à angle obtus, largement ouvert en arrière. Impossibilité au malade d'exécuter des mouvements de cette articulation. Si on cherche à produire quelques mouvements de cette articulation, on parvient dans le sens de la flexion ou de l'extension à en produire seulement dans une étendue de quelques centimètres. Pas de mouvements de latéralité. La rotule est immobile et paraît soudée à sa partie supérieure au fémur. Elle est rugueuse à sa partie antérieure et inégale sur ses bords. Elle mesure 1 centimètre en plus en largeur que celle de l'autre côté, qui paraît elle-même élargie.

Les extrémités osseuses du fémur et du tibia paraissent plus volumineuses qu'à l'état normal; mais, comme l'articulation correspondante est malade également, nous n'avons pas de terme de comparaison très-précis. Au côté interne de la rotule, à sa partie supérieure, on sent sur le fémur une tubérosité allongée que l'on ne sent pas sur le fémur du côté opposé. A la partie externe du ligament rotulien, et se prolongeant sous ce ligament, on sent une tumeur mollasse, grosse comme une amande adhérente à la synoviale.

Le *genou gauche* est aussi dans la demi-flexion, mais les mouvements sont plus accusés de ce côté que de l'autre côté. La flexion et l'extension ne sont pas complètes, mais on peut les effectuer en grande partie.

La rotule est mobile ; ses bords ne sont pas inégaux, mais cet os paraît plus large qu'à l'état normal.

De chaque côté du ligament rotulien, à la partie inférieure, on sent très-manifestement, et même on perçoit, à la vue, une tumeur du volume d'une noix. Cette tumeur se prolongeant, de chaque côté, sous le ligament, est mollasse. Le reste de la synoviale paraît épaissi, mais on ne constate pas de plaques indurées. Pas d'épanchement articulaire. Quelques craquements, mais non constants. Aucune modification de la peau.

Les deux genoux sont le siége de douleurs spontanées nocturnes, moins fortes depuis que le malade prend de l'iodure de potassium ; aucune élévation de température de ces articulations, appréciable à la main. Pas d'atrophie musculaire au-dessus et au-dessous de ces articulations.

Traitement. — Continuation de l'iodure de potassium ; frictions avec le baume tranquille.

CONCLUSIONS.

Les arthropathies syphilitiques existent aux différentes périodes de la vérole.

Au début, c'est-à-dire dans la première période, alors que les accidents du côté de la peau et des muqueuses ne sont pas encore manifestes, nous sommes témoins de douleurs vagues siégeant dans les articulations et ne s'accompagnant d'aucune lésion extérieure appréciable. Ces douleurs sont générales, multiples, et ont reçu le nom d'*arthralgies*.

Pendant la deuxième période, et au début de cette période, ces mêmes douleurs arthralgiques peuvent se présenter, mais nous pouvons constater également de véritables phénomènes inflammatoires du côté des articulations. Multiples et générales ces dernières arthropathies revêtent la forme d'un rhumatisme articulaire aigu ou subaigu; localisées dans une ou deux articulations elles ressemblent à une arthrite subaiguë ou à une hydarthrose simple.

Dans la troisième période les arthropathies sont essentiellement chroniques et présentent les caractères des tumeurs blanches.

Toutes ces variétés de manifestations articulaires, traitées en temps opportun, disparaissent sous l'influence d'un traitement spécifique.

Paris. A. Parent, imprimeur de la Faculté de Médecine, rue M^r-le-Prince, 31